KB130012

파킨슨과 나

-도파민이 부족해도 행복합니다-

들어가며

『안녕 파킨슨』이 출간된 지가 4년이 되어갑니다. 4년 동안에 파킨슨병 치료에 변화가 있었습니다. 가장 큰 변화는 온젠티스의 출현과 듀오도파의 국내허가입니다. 온젠티스는 마오비 계통의 최신약으로 많은 환우분들에게 '온' 시간 연장 혜택을 주고 있습니다. 듀오도파는 약제가 십이지장에 연결되어 마치 자동차의 냉각수통을 연상케 합니다. 자세한 내용은《안녕 파킨슨》126~129페이지를 참조하시기 바랍니다.

듀오도파는 유럽에서 많이 애용되고 있는 장비로서 연속도파민 이론에 근거하고 있습니다. 하지만 제가 기대하기로는 우리나라의 문화와 어울리지 않아서 보급률이 그다지 높지 않을 것으로 예상합니다. 다만 중증환자는 별로 선택의 가능성이 높지 않기에 듀오도파의 인기가 있을 수도 있습니다. 넘어야 할 산이라면 용기를 설치하는 데에 과연 보험금지급이 될 것인지인데, 이를 허락을 받을 수 있는가에 듀오도파의 성공이 달려있습니다.

초기 기대심리와 달리 치료제 개발이 늦어지자 많은 환우들이 희망고문이었음을 고백하고 좀 더 현실적인 해결책에 많은 관심과 초점을 맞추고 있습니다. 그러나 파킨슨병이 뇌에서 특정한 부위에 연관이 있고 만약 그 부위의 문제가 해결된다면 엄청난 부와 인력의 집중으로 연구개발을 하고 있는 관계로 쉽게 포기할 수 없는 영역이 되어버렸습니다.

따라서 먼저 파킨슨병의 총체적인 솔루션보다 부분적이고 집중적인 부위를 타깃으로 목표를 바꾸고 있습니다. 그리고 초기의 암흑기와 무지에서 벗어나서 많은 현상들이 질문과 답, 그리고 경험을 공유하는 쪽으로 흘러가고 있기에 이 책도 그런 방향으로 편집될 것입니다.

파병에 유전적 요소가 있지만, 나의 파킨슨은 유전과 상관없음이 확실합니다. 일단 가족력이 없기 때문입니다.

이번 책은 어머님을 중심으로 집필되었습니다. 나의 어머님은 한없이 부드러우시지만 공과 사가 분명하셔서 인민군 장교를 대범하시게도 꾸짖으시던, 그런 분입니다. 그래서 이 책은 작년에 소천하신 어머님을 기리면서 썼습니다. 때로는 미치도록 보고 싶어서 제가 작사, 작곡한 '아침바다'를 부릅니다. 이번에는 꼭 내려가서 뵙고 싶습니다.

나의 사랑하는 어머님은 2020년 1월 중순에
자식들에게 피해 주지 않으시려고
코로나 대유행이 알려지기 직전에
평안한 얼굴로 소천하셨습니다.
천국에서 기다리고 계시는 어머님 뵙고 싶습니다.
어머님!!
김동일

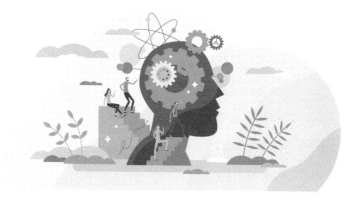

❖ 차례 ❖

CONTENTS

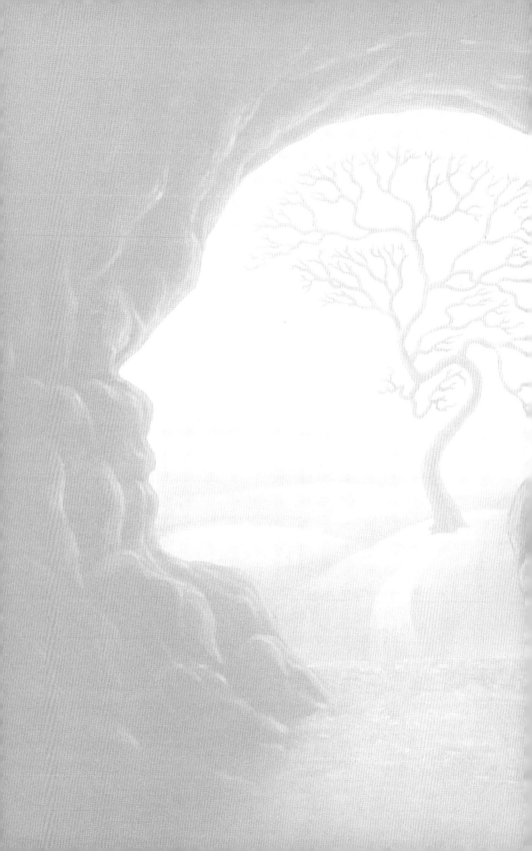

:: **제1장** ::

떨리는 손,
떨리는 그리움

파킨슨과 나

-도파민이 부족해도 행복합니다-

어머님의 수난사

저의 어머님 세대는 혹독한 시집살이만 겪은 것이 아니라 우리 수 난의 역사를 직접 몸으로 겪으신 세대입니다. 못난 조선의 지도자들을 만나서 일본사람들의 횡포를 직접 당하신 세대입니다. 태평양의 하와이를 기습하여 미국과 전쟁에서 기선을 제압한 초반의 압승과 달리, 시간이 갈수록 일본은 전쟁에서 점점 밀리게 됩니다. 가장 큰 문제는 전쟁에 필요한 군수품을 조달할 자원이 절대적으로 부족한 상황이었습니다. 자원이 풍부한 거대 미국과의 싸움에서 총알이나 포탄을 만들 수 있는 소재가 떨어지자 일본은 조선사람들의 일용품 중에서 무기로 녹여 쓸만한 것을 빼앗아 갔습니다. 어머님은 일본 경찰이 어머님이 사셨던 친정집에 일본도를 빼어 들고 외할아버지와 외할머니를 위협하여 놋그릇, 비녀, 저울추, 밥솥, 요강 등등 닥치는 대로 청동이나 쇠로 된 것을 강제로 빼앗아 가는 비운의 현장을 목격하셨습니다. 그리고 나중에는 밥 먹는 수저마저 빼앗아 가는 만행을 공포에 질린 눈으로 지켜보아야 했습니다. 그래서 어머님 가족은 수저가 없어서 나무나 대나무를 잘라 수저 대신으로 사용해 식사를 해야 했습니다.

그런 역사적 수난은 거기서 끝나지 않았습니다. 해방의 기쁨이 지나고 5년 뒤에 끔찍한 동족상잔인 6·25전쟁이 발생합니다. 어머님께서 시어머니로부터 고명딸이 운다고 불호령을 들으신 그 서러운 겨울이 지난 6월에 일어난 전쟁이었습니다. 저의 고향은 남쪽 바다를 끼고 있는 곳이어서 더 이상 더 피난 갈 곳도 없었지만, 저의 외갓집이 그래도 좀 더 산속 외진 데 있다고 해서 형님과 누님은 거기 가 있었고 어른들은 다 저의 고향 집에 머무르고 있었습니다.

　이미 북한군이 한강을 넘어 남하하여 낙동강까지 내려와서 그 전투가 치열할 때 저희 고향 집 근처에도 인민군 부대가 주둔하고 있었습니다. 멀지 않은 남해안 앞바다에서 미군 해군함대에서 발사하는 포탄이 밤낮을 가리지 않고 육지를 향하여 날아다녔습니다. 포성의 굉음은 전쟁의 공포감을 일으켰고 때로는 마을 뒷산에 포탄이 떨어져 나무가 뿌리째 뽑히고 타버리는 모습에 마을 사람들은 불안감은 극에 치닫고 있었습니다.

　그러나 그보다 더 괴로운 것은 인민군이 저의 고향으로 물밀듯이 내려와 멀지 않은 곳에 진을 치고 수시로 마을에 와서 위협하여 쌀과 가축을 약탈해 가는 것이었습니다. 그리고 남자들은 무조건 보이는 즉시 잡아가서 총을 주어 국군과 싸우게 하거나 부역꾼으로 짐을 나르게 하였습니다. 저의 어머님이 머무는 집에도 예외 없이 찾아와 양식을 빼앗아 갔습니다. 그리고 수시로 남편들을 내놓으라고 협박하곤 하였습니다. 그런데 어느 날, 인민군 장교가 무장한 사병 10명을 이끌고 저희 어머님 집을 급습하였습니다. 다행히 마을 어귀에서 들어오는 것을 망보고 지키던 삼촌이 할아버지와 큰삼촌에게 연락하여 산으로 도망가서 숨었습니다. 저희 아버님은 그 당시 일본에 계셨습니다. 인민군 장교가 그렇게 찾은 것은 저의 할아버지께서 마을 이장을 하셨기 때문입니다. 그날은 사태가 심상치 않았습니다. 저의 할머님과 어머님 그리고 숙모님을 마당에 일렬로 인민군 장교가 세우더니, "이 에미나이들 너그 남편들 어데 있서!"라고 고함쳤습니다. 아무도 말이 없자 "오늘 종간나 새끼들 여기에 데려오지 않으면 다 죽을 줄 알라우!"라고 협박을 했습니다.

"간나들 이 집에 왔다 갔다 하는 것 우리는 알고 있간디. 어서 말하지 못해!"라는 고함소리가 집안을 쩌렁쩌렁 울렸습니다.

그리고 군홧발로 세 여인 사이를 왔다 갔다 하면서, "열을 세는 동안 말을 하지 않으면 모두들 총살이다!"라고 하며 허리에 차고 있는 권총을 빼어 들었습니다. 그리고는 "하나, 둘 셋…"하며 세고 있었습니다.

할머님과 숙모님은 등에 식은땀을 흘리며 공포에 질려서 사색이 되었습니다. 전쟁 중에는 총을 가진 자가 입법권, 재판권, 집행권을 동시에 가지게 됩니다. 비무장한 민간인 앞에서 인민군 장교는 그야말로 무소불위의 힘을 행사하고 있었지요. 권총을 쥔 손의 권력은 진시황보다 더 막강하고 두려운 것입니다. 이런 무자비한 권력이 자신의 생명을 위협할 때 인간은 죽음의 공포 때문에 숨을 죽일 수밖에 없고, 살기 위해서 총 가진 자의 요구에 쉽게 굴복할 수밖에 없게 됩니다.

고요한 적막 가운데 인민군 장교의 숫자 세는 소리만 적막을 깨면서 열을 향해 가고 있는 그때, 갑자기 어머님께서 큰소리로 "우리 남자들은 이미 피난 가서 우리도 얼굴 본 지 오래됐십니더."라고 비장한 얼굴로 대답하였습니다.

그 말은 들은 인민군 장교는 성급 어머니 앞으로 다가와서 빼어 든 권총의 총구를 어머니 가슴에 대었습니다. "그래, 이 에미나이 이래도 그 말을 사실이라고 지껄이갔서?"하며 총구로 가슴을 밀쳤습니다.

그때 어머니는 극도로 고통스런 시집살이에서 이미 한이 쌓일 대로 쌓여서 더 이상의 두려울 것이 없었을까요? 아니면 오직 이 길만이 살 길이라고 판단하셨을까요?

갑자기 "쏠라면 쏘아보소, 당신들이 인민을 구하러 온 인민해방군이라 카더만, 매일 우리 먹을 것 뺏아가고 집 떠나 우리도 얼굴 본 지 오래된 남자들을 내놓으라꼬 사람을 괴롭히는 군대가 무신 인민해방군인기요! 어서 쏴보소!"라고 한 맺힌 어머님의 절규에 찬 고함소리가 집 안에 쩌렁쩌렁 울려퍼졌습니다.

이제 어머님의 생명은 그 권총의 방아쇠에 달려 있는 일촉즉발의 순간이었습니다. 삶과 죽음이 이 장교의 손에 의해서 결정되는 숨죽이는 순간이었습니다. 그 순간은 일생일대 우리 집안의 최대 위기였습니다. 할머님과 숙모님은 그 공포감이 너무 커서 거의 그 자리에서 쓰러질 것 같은 얼굴로 총구를 바라보고 있습니다.

어머님의 뇌리에는 그 순간 외갓집에 가 있는 아이들과 소식도 없는 남편의 얼굴이 스쳐 지나갔습니다. 자신의 삶이 24살 꽃다운 나이로 끝이 나는 운명을 받아들이는 체념이었을까요. 아니면 일찍 떠난 어머니 곁으로 간다는 미지의 세계에 대한 동경이었을까요. 어머니는 눈을 감았습니다.

순간 총구는 서서히 내려오고 허리에 찬 권총집으로 들어갔습니다.

아! 그때 방아쇠가 당겨졌더라면 저는 태어나지 못했을 것입니다. 생명을 건 예상치 않은 저항에 인민군 장교는 무의식적으로 권총을 내려놓고 사병을 손짓하여 나가라고 하더니 사랑채 마루에 걸터앉았습니다. 그리고 담배를 꺼내서 한 대 피우더니 부드러운 말씨로 혼잣말처럼 뇌까렸습니다.

"고발이 있었더라우, 종간나들이 이 집에 왔다갔다 한다는…, 헌데 목숨을 걸고 본 적이 없다고 하는데 고발은 무슨 소용이 있갔소!"

30대 초반으로 보이는 인민군 장교는 먼 산 북쪽을 한참 바라보며 생각에 잠겼습니다. 그 역시 북에 두고 온 아내를 생각하고 있었을까요?

인민군 장교는 담배를 발로 비벼 끄고 대문을 나서면서 그 가능성을 시사하는 마지막 말을 남기고 떠났습니다.

"종간나들 오면, 에미나이 하나 무지기 잘 두었드라고 알려주라우요."하고 서둘러 문밖에 대기하던 사병들과 함께 철수를 하였습니다.

인민군이 돌아간 뒤에 상황 파악을 못한 우리 할머님은 "네가 정신이 나갔제 죽을라고 환장했고만, 니 때문에 우리 다 죽을 뻔했다아니가 알기나 아나!"라고 구박했습니다. 시집살이는 전쟁 중에도 끝나지 않았지요. 그러나 그 이후로 인민군은 더 이상 저희 집에는 나타나지 않았습니다.

세월이 흘러 큰형님은 법조계에 어려운 시험에 합격하여 성공한 아들로 어머께 기쁨을 안겨주셨고, 막내 늦둥이인 저까지 결혼하였습니다. 그러나 안타까운 것은 당연히 며느리가 둘씩이 있지만 현대화 바람이 불어서 농촌에 살 수 없는 며느리인지라 며느리를 보고도 어머님께서 더 이상 며느리로부터 시집살이 헌신을 받지 못하는 시대적 희생을 겪으셔야 했다는 점입니다. 그리고 자신의 시어머니가 86세로 돌아가실 때까지 47년간 모시고 살아야 했고, 직장 생활하는 며느리가 제사를 모실 형편이 안 되는지라 자신이 80세까지 제사를 준비하여 도합 62년을 죽은 조상을 위해 희생하셨습니다.

설상가상으로 남편을 보낸 2년 후에 성공한 큰아들이 뇌출혈로 쓰러져 이틀 후에 저세상으로 보내고 고향 뒷동산에 묻어야 했습니다. 혹독한 시집살이와 인민군의 총 앞에서도 그렇게 강하게 견디신 어머님이셨지만, 아들의 죽음 앞에 애간장이 끊어질 듯한 오열로 무너지셨습니다. 지금도 남편과 큰아들이 묻혀있는 고향을 떠나기 싫어서 홀로 64년을 살아오신 그 집에 계십니다. 뒷산에 아들을 묻은 것은 일순간이지만, 어머니 가슴에 영원히 묻으셨기에 어머님은 늘 그 운명의 짐을 무겁게 지시고 괴로워하십니다.

아버지께서 10년 만에 일본에서 돌아와서 제가 태어났고 늦둥이로 온갖 귀염을 받고 자란 저는 결혼 후 2년 만에 해외로 나간 후에 18년간 해외 생활을 하고 있었습니다. 감사하게도 형님이 돌아가신 2년 후 고국에 3년 있을 수 있는 기회가 있어서 아내와 두 딸과 함께 한 달에 한 번씩 찾아뵙고 그동안에 못 뵌 한을 풀었습니다. 그러나 3년째에 제가 파킨슨병을 진단받는 충격적인 일이 생겼습니다. 고향을 갈 때마다 다리를 약간 저는 것을 보시고 물으셔서 가벼운 신경통이라고 둘러대며 별로 신경 쓸 병이 아니라고 했습니다. 다행히 파킨슨병 허니문 시절이라 약을 먹고 어머님 앞에서 당당히 걸어 다니며 아들의 건재함을 과시하며 안심시켜드렸습니다.

그러나 또다시 해외생활을 해야 하는 직업이 되어서 어머님 곁을 떠나게 되었습니다. 그리고 몇 년이 지나고 파킨슨 허니문이 끝나니 더이상 옛날처럼 정상적인 모습이 아니었고, 갑작스럽게 부작용이 심해져서 급하게 귀국하여 병원에 입원하였습니다. 입원 중에 어머님께 알려야 하지만 차마 한국에 왔다고 할 수 없었습니다. 돌아가신 형님께서 이미 어머니 가슴에 못을 박으셨기 때문입니다.

봄바람이 향기롭게 불어올 때마다 뒷산 쪽을 바라보시며 고향에 계신 어머님께서 "아들아, 넌 이 향기도 맡지 못하고 거기에 누워있느냐." 하시고는 먼저 간 아들이 불효자라며 눈물지으시는 모습을 본 저는 차마 이런 저의 모습을 보여드리고 싶지 않았습니다. 병원에 입원 중에도 고향으로 전화를 드렸습니다.

"어머니, 접니다"
"오, 그래 건강하게 잘있제?"
"네, 어머님"
"며느리도 잘 있고?"
"네, 모두 잘 있습니다."
"그래 거기는 추울 텐데, 감기 조심하거레이."
"네, 어머님도 건강하십시오."
"국제전화 요금 많이 나오니 어서 끊자."
"네, 어머님, 건강하십시오."

말이 채 끝나기도 전에 전화 끊어지는 소리가 났습니다. 병원 옥외정원에 떨어진 나뭇잎들이 바람에 날리고 있었습니다. 어느새 제 눈에는 이슬이 맺혀서 뿌옇게 보이는 나뭇잎들이 바람에 밀려 번민의 아픔을 남기고 무릎 사이로 지나갔습니다.

큰아들은 떠나고 막내인 저는 해외로 맴도는데 불행 중 다행으로 그렇게 할머니로부터 박대받고 천대받았던 딸이 지금은 고향 근처에서 결혼하여 행복하게 살면서 정기적으로 어머님을 찾아뵙고 돌보고 있습니다. 그토록 귀하게 여겼던 아들들이 직접 모시지 못하는 슬픈 운명의 어머님을 생각할 때마다 목이 멥니다.

저는 어머님 앞에서 구토하는 모습과 손을 떨고 잘 걷지도 못하는 모습으로 충격을 줄 수 없어 아직도 찾아뵙지 못하고 있습니다. 열심히 재활운동과 섭생을 하면서 좀 더 나은 모습으로 어머님을 뵙기를 간절히 고대하고 있지만 좀처럼 회복되지 않은 약효소멸 상태가 계속되어 진퇴양난의 고통 속에 그날을 기다리고 있습니다. 영화 〈벤허〉의 어머니가 자신의 나병으로 인하여 멀리서 아들을 바라봐야 하듯, 저는 중한 파병 증상으로 어머니를 아직 찾아뵙지 못하고 있습니다. 남북 이산가족도 아니면서 겪어야 하는 이 기구한 운명의 기다림이 견디기 힘들어서 그 고통스러운 마음을 다음 페이지의 자작시에 담았습니다.

불효자의 몸부림

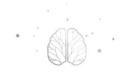

「불효자의 몸부림」

꿈에도 그리던 어머니 계신 곳
향하는 버스마저 흥겨워 미끄럼을 탄다.
전에 없던 검문소에 차가 멈추고
갑자기 불효자를 불신 검문한단다.
효심의 군홧발이 내 앞에 서더니
구토하는 나에게 일어서 걸으라고 한다.
손 떨고 다리 끄는 나를 보고
불효자라고 내리라 한다.
혈육의 정을 호소하며
발목을 붙잡고 애원했지만
노모의 뺨을 눈물로 얼룩지게 할
불효자식이라며 차 밖으로 내동댕이친다.

버스가 출발하고 검문소의 바리케이드는 내려진다.

밤색 바지에 군데군데 발 뻗고 누워있는 흙먼지를 쫓아내고

검문소를 끼고도는 청솔 우거진 숲길을 터벅터벅 걷는다.

행여나 어머님 집을 향한 오솔길이 나올까

기린 목 되어 두리번거려 보지만

서슬이 시퍼런 철조망이 끝없이 열병하며 나를 밀어낸다.

분노의 내 손이 철조망의 팔목을 비틀고

벌어진 틈으로 양발이 내가 먼저라고 아우성칠 때

철조망이 손톱으로 으르릉대며 내 무릎을 할퀸다.

떨어지는 핏방울로 동한 적개심이

철조망의 허리를 꺾을 때

숲속 바람 타고 들려오는 요정들의 한담

"에미 가슴에 못 박은 불효자식의 아우가 왔다며"

"그래 손에 든 것은 선물이더냐?"

"선물은 무슨 선물 그 형에 그 동생이지"

깜짝 놀라 내 손을 쳐다보니

굵고 긴 대못이 둥지를 틀고 있다.

돌아서는 회한의 발길에 석양은 붉게 타는데

애타는 내 가슴에 타버린 재만 남아있고

반나절 못되어 떠나는 무심한 신데렐라 마법이

단 하루라도 한나절 머물러 준다면

당당하게 검문소 지나

그리운 어머니 곁에 잠들 수 있으련만

아! 어머니의 주름살은 늘어만 가고

병마의 골짜기는 깊어만 가는구나.

분단의 장벽으로 인하여 만나지 못했던 이산가족이 서로 만나는 장면은 언제 보아도 옆에서 지켜보는 사람조차 이별의 고통이 얼마나 힘들고 서러운 것인지 깨닫게 합니다. 비록 어머님과 헤어짐이 그렇게 길지는 않았지만, 가고파도 가지 못했던 그 아픔의 세월이 고통스러웠던만큼 어머님을 만나게 된다는 사실을 생각만 해도 가슴 설레게 하였습니다. 여러분들의 기도와 격려로 이번 주 화요일 오전을 출발하는 날로 정하고 어머님께 그 전날 전화를 드렸습니다. 방문하겠다고….

아들이 오겠다는 소식에 어머님 목소리가 유달리 밝아지셨음을 직감하였습니다. 다른 가족은 사정상 가지 못하고 저 홀로 가야 하는 모험을 감수해야 하는 방문이었습니다. 20대 피가 끓던 시절에는 한밤중에 여우와 오소리가 나온다는 험준한 산을 넘어서 20리 길을 홀로 겁없이 다녔던 저였지만, 이제 고향 집 앞에까지 차로 갈 수 있음에도 파병이라는 녀석한테 발목이 잡혀 3시간 반의 여행길을 걱정해야 하는 처지로 전락해버렸습니다. 요실금 때문에 우선 장거리 버스칸에서 과연 소변을 참으며 갈 수 있으려나 싶어 소변통을 챙겨야 했습니다. 페트병을 잘라서 위쪽에 테이프를 발랐습니다. 그리고 물과 과일을 챙겼습니다. 멀미 대비용입니다. 같은 가방에 배설용품과 먹는 것을 같이 담고 가는 처지를 생각하면서 먹고 배설하는, 이것이 이생이라 실감을 하게 되었습니다

다음으로 차를 타면 올라오는 구역질과 오심에는 그래도 물을 마시면 도움이 될 것 같아서 물병을 넣고 가장 중요한 파병약을 넣었습니

다. 여행인지라 역시 평소보다 좀 더 많은 약을 먹었습니다. 가능한 한 어머님께서 제 아픈 모습을 목격하지 않기 위한 바람이었습니다. 물론 이상운동의 위험성이 있는 모험이기도 하였습니다. 그러나 약효소멸보다는 이상운동이 이동 중에는 차라리 더 나은 선택이기에 스타레보에 마도파를 추가하여 복용하였습니다. 장거리 버스에 몸을 싣기 전에 물론 화장실은 필수적으로 다녀왔습니다.

드디어 고향 가는 버스는 출발하였습니다. 그러나 차를 타고 얼마 되지 않아서 찾아오는 갈증으로 멀미는 시작되었습니다. 헛구역질이 줄달아 괴롭혔고 멀미가 갈수록 심해지자 물을 마셔야겠다는 유혹이 커졌습니다. 하지만 물을 마시면 버스 안에서 소변을 보아야 하는 낯 뜨거운 행동을 해야 할 것 같아서 계속 참았습니다. 고향길이 고생길 이라는 말이 절로 실감 나게 떠올랐습니다. 반 시간 정도 지나자 머리 까지 아파 와서 도저히 견딜 수 없어 페트병은 가져왔으니 그걸 버스 안에서 사용할 각오로 가져온 물을 벌컥벌컥 몇 모금 마셨습니다. 신기하게도 멀미가 조금씩 가라앉고 머리도 안정이 되었습니다.

시외버스는 대전 통영 간 고속도로를 신나게 달리고 있었습니다. 멀미로 인하여 눈에 보이지 않았던 산과 시냇물과 마을들이 눈앞에서 뒤로 지나갔습니다. 함양을 지나 산청을 향하는 산수는 빼어난 용모로 제 눈앞에 다가왔다 지나갔습니다. 20대 후반 유럽을 처음 나가서 넓은 세상을 보면서 우리나라는 땅도 좁은데 왜 그렇게 산이 많아서 제대로 쓸 땅도 없는가 하고 한숨 쉬었던 일을 생각하며 웃음지었습니다. 30대 초반에 산이 없는 나라에서 5년 동안 살다가 5년 만에 산을 처음 보았을 때의 그 가슴 설렘이 다시 살아나게 되었습니다. 산이 없는 지역에서 오래 살면서 산이 주는 고마움을 잊고 살다가 산을 다시 보았을 때, 산은 마치 어머님을 만나는 것 같은 형용할 수 없는 자연의 신비감을 안겨 주었습니다. 세상을 온통 개발과 사용가치로 바라보는 눈을 버리고, 있는 그대로 바라보았을 때 산이 주는 그 육중함과 한결같음은 인간을 자연 속에 숨어있는 아름다움에 녹아들게 합니다.

이런 오래간만의 여유로움도 잠시, 조금 있으니 아랫도리에서 신호가 왔습니다. 드디어 올 것이 온 것입니다. '아! 이 좋은 순간이 이렇게 짧다는 말이냐!'하고 탄식하며 사방을 두리번거리니 버스 안에서 손님들이 군데군데 골고루 앉아있어서 페트병을 들고 볼일 보는 일이 여의찮아 보였습니다. 시계를 보니 11시 55분이었습니다. 10분 더 기다리면 산청휴게소에 도착할 수 있는 시간이었습니다. 요실금이 있는 사람에게 10분은 거의 십 년과 같은 시간입니다. 그래도 10분 정도는 올림픽에 출전한 기분으로 참아 보기로 하였습니다. 금메달을 목표로….

다리를 오므렸다 폈다 발을 들었다 놓았다. 약간의 이상운동으로 목도 저절로 움직이기 시작하더군요. 이를 악물고 참고 있는데 산청휴게소 5㎞라는 간판이 보이기 시작했습니다. 희망의 표시판이었습니다. 그리고 2㎞ 간판, 1㎞ 간판, 500m 간판…, 평생 이토록 간판을 뚫어지게 바라보고 애타게 기다린 적이 없었습니다. 500m 간판이 보일 때 저는 이미 일어서서 앞으로 걸어갔고 버스 문이 열리자마자 용수철처럼 튀어서 화장실로 향했습니다. 배설의 기쁨은 참은 시간이 긴 만큼 달게 느꼈습니다. 생각보다 큰 불수의 없이 오전 시간을 지나게 된다는 사실을 그때 알게 되었습니다. 기적이 일어났지만, 요실금 때문에 까맣게 잊고 있었습니다. 불수의가 심하지 않게 지나간 것입니다. 뭔가 좋은 출발이라는 느낌이 왔습니다.

휴게소에서 점심을 급하게 먹고 다시 차에 오르자 목적지를 향해 버스는 계속 달렸습니다. 점심을 먹어서 빈속이 아니라서 그런지 멀미 증상은 심하지는 않았습니다. 그러나 항공의 도시 사천을 지나서부터는 또다시 멀미 기운이 다시 올라왔습니다. 역시 제 몸은 대륙을 누비고 다녔던 그 젊은 시절은 가고 파병약과 부작용으로 많이 노쇠되었음을 직감하였습니다. '어머님 만나러 가는 길 정말로 쉽지 않구나'하는 탄식이 절로 나왔습니다. 멀미를 모르고 살아온 세월에 감사하며 이제부터는 자신이 가지고 있는 것에 감사해야겠다고 재다짐하였습니다. 그러니 감사가 많아지더군요. 약효소실로 오는 고통보다는 약효가 도는 시간에 감사하는 마음, 그것이 바로 파병을 이기는 기초라는 사실을 다시 한번 깨닫게 되었습니다.

목적지 터미널에 도착하니 정신이 멍하고 머리가 어지러우며 하늘이 빙빙 도는 것 같아서 밖으로 나와서 찬 바람을 한창 쐬었습니다. 그리고 다시 다른 버스를 타고 시골로 가야 했습니다. 그 시골버스에 몸을 싣고 멀미를 참으며 면 소재지에 내렸습니다. 거기서 다시 고향 집으로 가는 버스는 하루에 2번 밖에 없기에 택시를 타고 들어가야 합니다. 어머님께 드릴 과일상자를 싣고 부탁하신 두부 2모를 산 다음 드디어 택시에 몸을 실었습니다. 역시 택시를 타도 멀미 기운은 가실 줄 모르고 시작되더니 바닷가가 보이기 시작하자 서서히 자취를 감추기 시작하였습니다. 고향의 바닷가는 거대한 호수같이 둘러싸여 있어서 잔잔하고 아늑한 느낌을 줍니다. 음악을 좋아한 저는 고향 바다를 보고 대학시절에 작사 작곡한 동요 같은 곡이 있습니다. 곡을 들려줄 수 없는 것이 아쉽지만 가사라도 소개하겠습니다.

「아침바다」

아침바다 신선함에 내마음은 폭포이고
아침바다 고요함에 내마음은 거울이네
어둠을 걷어가는 생명의 손길
가슴을 파고드는 소망의 바람
아침바다 갯내음에 내마음은 고향이고
아침바다 그리움에 내마음은 달려가네.

연애시절 이 곡을 포함해서 아내에게 몇 곡을 작사, 작곡하여 헌납하였습니다. 캠퍼스 커플이었던 아내는 이 곡은 도시에 자란 자신과 별로 어울리지 않고 장미라는 다른 곡이 마음에 든다고 했습니다. 아마도 저 자신이 좋아서 작곡했던 곡인 것 같습니다.

「아침바다」를 흥얼거리며 가다 보니 어느새 택시는 어머님 집 앞에 도착하였습니다.

(오늘은 '오프'가 와서 여기까지 하겠습니다.)

어머니, 불효자가 왔습니다

택시가 도착하는 소리를 들으셨는지 어머님께서 문밖으로 걸어 나오셨습니다. 옛날보다 더 구부정한 허리는 땅에 닿을 것 같았고 다리마저 절뚝거리시며 온 힘을 다해서 빨리 걸어오시려고 애쓰시는 모습이었습니다. 제가 가까이 다가가자 주름살의 골이 2년 전보다 더 깊이 파여 있는 어머님 얼굴이 제 눈에 들어왔습니다. 그 절망적인 모습 속에서도 저를 보고 환한 웃음으로 반기시는 얼굴을 보고 저는 손에 쥐었던 귤 상자를 내려놓고 어머님을 안았습니다. 내장 속 깊은 곳에서 올라오는 뜨거운 눈물을 어머님 등 뒤에서 얼른 손으로 훔치고 어머님 손을 잡았습니다. "어므이, 많이 보고 싶었심더"라고 얼굴에 눈물 자국이 마르지 않은 채 목멘 목소리로 인사하였습니다. 어머님 앞에서는 저는 본연의 경상도 시골아이의 모습으로 되돌아왔습니다.

"어서 오이라 아들아!"라고 말씀하시는 어머님께서도 반가움이 말로 표현하기 어려운 듯한 떨리는 목소리였습니다. 어머님의 따스한 손으로부터 그 온기가 전해져 왔습니다. 평생 대식구를 위해서 헌신한 그 손은 까칠하고 굳은살이 박여 있었습니다. 그러나 이 손이야말로 이 세상에서 가장 아름다운 손이었습니다. 그 손은 비바람과 눈보라 속에서 우리 가족을 살린 위대한 역사를 지닌 보배로운 손이었습니다. 자신의 자존심과 권리와 호강을 포기하고 한 알의 밀알처럼 땅에서 썩을 때 거기서 생명이 탄생하듯 자신의 젊음과 아름다움을 모두 자녀의 울음과 속 썩임 속에 묻어버린 어머님의 희생 앞에서 만고의 진리를 깨닫습니다. 우리를 위해 자신을 버리는 사람 앞에 우리는 무릎을 꿇고 고개를 숙입니다. 그것은 정복자 앞에서의 비겁한 무릎 꿇음이 아닌 존경과 숭고한 희생에 대한 최소한의 예의인 것입니다.

너무 오래 감정 표현을 하면 어머님께서 '무슨 일이 있는가'라고 생각하실 것 같아서 자제하고 방으로 들어갔습니다. 올들어서 가장 추웠다고 하는 화요일인데도 어머님께서는 전기장판만 사용하고 계셔서 방은 냉기가 가득하였습니다. 초가집을 개조하여 슬레이트 지붕과 목조기둥, 마루청이 어우러진 양식과 한식이 혼합된 구조로 된 집이지만 천장이 높고 보온이 잘 안되는 재료를 사용하여 바깥의 싸늘한 기운이 문을 닫고 있어도 그대로 들어오는 안방이었습니다. 돌아가신 형님의 마지막 선물이 바로 이 개량식 주택이었습니다. 아쉬운 점이 많은 집이지만 그래도 형님께서 거금을 내어주셔서 이런 집이라도 있는 것이 다행스러웠습니다. 아파트 생활에 익숙한 저는 입고 간 외투를 벗을 수 없을 정도로 안방이 싸늘했는데, 어머님께서 이런 추운 곳에 혼자 계시며 지냈다는 사실이 더 가슴 아프게 하였습니다. 아들이 춥다는 것을 눈치채시고 기름보일러를 트시고 전기담요를 최대로 올리시며 위에 앉으라고 하셨습니다. 저는 추워서 떨리는 몸으로 전기장판 위에 앉아 이불을 덮었습니다. 평생 검소하게 사신 어머님께 너무 절약하시지 마시고 기름보일러를 돌려서 따듯하게 지내시라고 권했습니다.

그리고 그동안 못다 한 이야기를 나누기 시작하였습니다. 그런데 하루 전에 제가 고향에 간다고 어머님께 전화를 드렸지만, 어머님은 더이상 기억을 하지 못하셨습니다. 그 사이에 어머님의 기억력은 많이 떨어지셔서 많은 부분을 기억하지 못하시는 것 같았습니다. 제가 언제 왔다 갔는지도 잘 기억하지 못하시고 손자도 구별이 되지 않아서 누가 누구인지 잘 모르시는 어머님이셨습니다. 그렇게 총명하시고 기억력이 뛰어나신 어머님이 이렇게 기억을 잘 못하신다시는 모습에 다시 한번 가슴이 미어져 왔습니다. 세월의 무상함과 그 속에서 과거가 하나씩 지워져 가는 어머님의 모습 속에서 생로병사의 처절한 과정을 실감하였습니다. 우리 어머님만은 영원히 옆에 계실 것 같았는데 해가 다르게 변해가시는 모습 속에 한 가정이 탄생하여 아이들이 태어나고 결혼시키고 부모님이 한 분 한 분 이 세상을 떠나면서 그 가정의 존재마저 사라지는 우리의 인간사는 과연 왜 존재하는지 하는 물음을 던져 보았습니다.

그래도 형님의 죽음은 여전히 잘 기억하고 계시고 자신보다 먼저 간 형님을 불효자라고 탄식하셨습니다. 저도 그제서야 정신이 돌아와서 버스칸에서 약을 평소보다 많이 먹었던 것이 기억이 났습니다. 신기하게도 불수의가 약하게 나타났지만, 어머님께서 눈치를 채지 못하셨습니다. 그러나 약을 많이 먹었다는 생각이 들자마자 몸의 움직임이 심상치 않아서 어머님께 뒷산 산소에 다녀오겠다고 말씀드리고 얼른 집을 나왔습니다. 다행스럽게 밖으로 나오니 정도가 좀 약해지면서 걸음걸이에는 크게 지장이 없을 정도였습니다. 지나가다가 동네 어른들을 몇 분 만나서 인사를 드렸더니 제 손을 잡으시며 자신의 아들처럼 반갑게 맞이하여 주셨습니다. '오래간만에 만나도 이웃이 손을 잡고 반가운 인사를 하는 곳, 왜 이런 따듯한 고향을 두고 그 차가운 도시에서 살아야 하는지.'라고 스스로에게 묻고 있었습니다.

　아버님 산소가 있는 곳으로 올라가는 길은 호수 같은 바다를 한눈에 내려다 볼 수 있는 절경을 가진 길입니다. 떡갈나무잎이 온통 길을 덮고 있어서 사각사각 발자국 소리를 들으면서 호수 같은 바다를 바라보며 걸었습니다. 임진왜란 때 왜구들이 큰 바다에서 우리 수군과의 싸움에 밀려 다른 출구가 있는 줄 알고 이 바다로 진입하여 도주하다가 사방이 산으로 막혀 몰살당했던 곳이기도 합니다. 그래서 전 어렸을 때 400년 전에 이 바다를 지나신 이순신 장군을 생각하곤 했습니다. 이 바다에서 그분의 기개와 충성심과 강직함을 느껴보며 파도 속에 담긴 그분의 영혼을 숨결로 느끼며 그런 삶을 살고 싶다고 주제넘은 꿈도 꾸어보았습니다. 야산 정상을 지나면 큰 밭이 나오고 또 다른 숲을 지나면 아버님과 형님이 누워계시는 산소가 나옵니다. 단정하게 벌초된 무덤은 잔디가 잘 덮여 있었습니다. 부자는 생전에 그렇게 별로 사이가 좋지 못했는데 사후에는 서로 한눈에 들어오는 곳에 나란히 누워계셨습니다.

　숙연한 마음으로 아버님 무덤 앞에 다가갔습니다. 이 세상에서 가장 아끼고 사랑하던 아들인 지를 해외에 보내고 얼마나 그리워했던지 자신이 늘 가까이 쓰던 부채 손잡이에 제 이름을 적어두고 더울 때는 직접 부채를 부치면서 생각하셨습니다. 또 평소에는 벽에 걸어두고 보시며 자식에 대한 그리움을 달래셨던 아버님이셨습니다. 10년 동안 일본에 계시다가 낳은 늦둥이 아들에 대한 애착이 커서서 늘 일터에서 집으로 오실 때마다 제 이름을 부르시곤 하셨지요.

아버님이 건강이 좋지 않으셔서 병원에 입원하셨는데 바쁘면 두 달 후 방학 중에 와도 괜찮다는 형님의 전화를 받았던 1998년 10월 어느 날, 저는 학기 중이지만 직감적으로 가야 한다는 느낌이 왔습니다. 부자간에 설명할 수 없는 운명적 밀착감이었을까요? 가장 빠른 국제선과 국내선 비행기로 아버님이 계신 병원에 도착했지만, 도착 2시간 전에 이미 뇌사 상태가 되어버려서 결국 그렇게 사랑했던 아들을 만나지 못하고 떠나신 아버님은 저에게도 불효의 한을 남기셨습니다. 아들이 온다고 그날 아침에 스스로 면도까지 하셨던 아버님을 2시간 차이로 서로 알아보고 대화를 나누지 못한 채 보내야 했던 운명의 순간을 경험한 후에 저는 해외생활에 대한 회의와 자책감으로 한동안 고통스러웠습니다.

그런데 설상가상으로 2년 후에 똑같은 병원에서 형님마저 그런 모습으로 저를 맞이했을 때는 정말로 '우리 집안이 망해가는구나'라고 탄식이 나오지 않을 수 없었습니다. 6대 장손에다 집안의 기둥이셨던 형님이 뇌졸중으로 세상을 떠나셨습니다. 생존에 저의 형님은 저 보고 한국에 돌아오면 자리를 알아봐 줄 테니 들어오라고 하셨지요. 하지만 제가 왜 나가 있는지 자세히 모르시는 형님께 그냥 그런 낙하산 자리는 싫다고 둘러대며 거절하였습니다. 저는 형님이 고맙기도 했지만, 저의 삶의 방식에 어긋나는 제안이었습니다. 그래도 동생을 배려하는 형님의 마음을 알기에 형님의 죽음 역시 저에게는 큰 아픔이었습니다. 그리고 어머님께서 고통스러워하시는 모습은 더 견딜 수 없는 비통함이었습니다.

7대조 조상이 같은 산에 묻혀있는 뿌리 깊은 저의 가문의 역사가 이산에 보전되어 있습니다. 그래서 저의 사촌을 포함해서 모두들 자신의 무덤은 이곳이라고 생각하고 매년 열심히 벌초를 해오고 있습니다. 그러나 저는 제 생명이 다했을 때 이곳에 묻히고 싶지 않았습니다. 조상이 싫어서 그런 것이 아니라 지나친 가족주의와 혈연주의가 다른 사람들을 배척하거나 소외된 사람들에 대한 무관심한 경향이 있기 때문입니다. 그래서 저의 시신은 의과대학에 기증하여 마지막까지도 제가 저의 친척의 테두리를 벗어난 사랑을 하고 떠나고 싶은 마음에서 이런 결정을 하게 되었습니다.

그러나 저 역시 어머님 한 분도 제대로 모시지 못하는 불효자이기에 아버님, 형님 무덤 앞에서 고개도 제대로 들지 못하고 발걸음을 돌려 산에서 내려왔습니다. 내려오는 길에 바다를 바라보니 바다 건너편에 있는 작은 조선소의 망치질 소리가 이곳까지 들려왔습니다. 지방자치제가 들어서서 지방발전을 위해 공약을 펼치는 군수들의 왕성한 업적 중에 하나가 조선사업이고 관광산업입니다. 그러나 공해산업과 관광산업은 초등학생이 생각해도 서로 어울리지 않는 사업임에도 불구하고 산으로 둘러싸인 호수 같은 이 잔잔한 바다에 조선소와 관광단지가 인접하고 있는 모순덩이의 고향 바다는 돈이란 괴물로 멍들고 있음을 직감할 수 있었습니다.

모두 80살 이상의 노인분만 사는 동네에 유일하게 50대 후반인 부부가 사는 선창가에 잠시 들렀습니다. 부두 근처에서 집이라고는 유일하게 이 중년 부부의 집뿐인 외로운 바닷가인지라 방문할 때마다 부부는 저를 반갑게 맞이하였습니다. 저보다 연배가 윗분이라서 친척은 아니지만 제가 형님과 형수님이라고 부르시는 분들입니다. 고기잡이 어부라기보다는 굴이나 홍합 양식업을 하시는 분인데, 계속되는 어려움으로 축협의 빚을 갚지 못해서 집마저 차압 당해서 아들 대학등록금을 마련하기 힘들 정도로 어려운 정도이시지만, 늘 밝은 얼굴로 만나는 사람의 마음을 따뜻하게 해주시는 분입니다. 저의 어머님을 자주 찾아뵙고 문안 인사를 드리시는 형제 이상의 고마운 분이십니다.

아들이 저와 전공이 같아서 조언해 주곤 했는데, 이번에 대학원을 졸업하고 이름있는 벤처회사에 대체 군 복무 사원으로 입사했다는 소식을 듣고 저 역시 제 일처럼 기뻐하며 축하드렸습니다. 세상은 이래서 공평하나 봅니다. 3대 가난뱅이가 없다고 하더니 부모의 경제적 고통을 덜어주는 그 아들이 대견스러워 보였습니다. 이런 기쁨을 같이 나눌 수 있는 것이 진정한 행복임을 실감하며 어머님을 자주 찾아뵙고 인사하는 형수님께 감사를 드렸습니다. 방으로 들어가서 차라도 한잔 하자는 제의를 완곡하게 거절하고 다시 어머님 집으로 돌아왔습니다.

어머님과 같이 보낼 수 있는 시간이 길지 않기에 좀 더 오래 같이 있고 싶었습니다. 이상운동의 기미도 서서히 사라지고 이제부터는 약효 소실이 언제 올 것인가를 걱정해야 하는 시간이 돌아오기 시작하였습니다. 평소에 약을 먹는 상황이라면 이미 약효소실이 와서 꼼짝하지 못하고 방에서 머무르며 손을 떨고 있어야 할 시간이었습니다. 과도하게 먹은 약 기운이 남아있어서 어머님 집으로 정상걸음으로 들어갈 수 있는 것이 믿어지지 않더군요. 하늘이 도우신다는 느낌이 들었습니다.

쉼터 카페 여러분들의 기도 덕분인 것 같았습니다. 걷지도 못하는 모습이든지 아니면 술 마신 사람처럼 흐느적거려야 할 몸이 아주 정상적인 걸음과 움직임으로 방문을 열고 들어갔습니다.

어머님께서는 아버님과 달리 자녀들을 편애하지 않으시고 모두 같은 애정으로 대하셨습니다. 그래도 자신의 이야기를 정감있게 들어주고 잘 위로해주는 제가 보고 싶은 것은 어쩔 수 없다고 하셨습니다. 못다 한 어머님의 시집살이 이야기가 계속되었습니다. 옛 기억이 많이 잊혔음에도 불구하고 고통스런 기억은 남아있으셨습니다.

하루는 그 바쁜 시집살이 중에서 다리를 절뚝거리며 걷고 있었는데 자신 절뚝거리고 있다는 사실도 모르고 일을 하고 있었습니다. 그런데 큰삼촌이 왜 형수님 다리를 절고 있느냐고 하면서 왼쪽 다리를 들어보라고 하더랍니다. 그래서 다리를 들었더니 왼쪽 발바닥에 가시가 박혀서 다리가 곪아 가고 있었습니다. 가시를 빼고 고름을 짜낸 후 나무뿌리를 짓이겨서 붙이고 며칠 지나니 호전이 되었습니다. 이처럼 친척은 급하면 때로는 반 의원이 되어서 급한 불을 끄기도 하였습니다.

신발이 없어서 맨발로 다니셨던 것이 가시가 들어간 원인이었습니다. 신발이 없으셔서 부엌에서 일하실 때나 물을 길으러 동네 가실 때와 논밭에 가실 때에 맨발로 다니셨다는 말씀에 더욱 충격받았습니다. 짚신을 장에서 팔고 있었지만 비싸서 엄두를 내지 못하고 동네 대부분의 사람들이 발을 벗고 다녔다고 하더군요. 아프리카에서나 있을법한 생활상을 저희 어머님이 겪으셨다니, 다시 한번 현대에 사는 저는 가족을 위해서 온 일생을 불사르신 어머님의 고초에 놀라지 않을 수 없었습니다. 그리고 그것을 보답해 드리지 못하는 불효자의 고뇌가 저를 엄습하였습니다.

요즈음은 어머님께서 걷기도 쉽지 않으셔서 그저 집안과 근처 텃밭 정도만 나가실 수 있는 상황이셨습니다. 그리고 워낙 멀미가 심하셔서 장거리 여행을 하지 못하시는 어머님을 집으로 모시는 것도 쉽지 않은 현실이었습니다. 설사 오신다고 하더라도 갱년기 후유증을 겪으면서 하루를 힘들어하는 아내에게 어머님을 모시자는 말을 할 수 있는 상황이 아니기에 제 마음은 더더욱 괴로웠습니다. 아! 현대인들은 왜 이렇게 흩어져 살아야 하는가? 그 옛날 온 가족이 모여서 함께 울고 웃던 그 시절은 어디 가고 부모님마저도 모시지 못하고 살아야 하는 이 슬픈 현실이 밉고 거부하고 싶었습니다.

그런데 지금은 이런 것보다 더 시급한 문제는 어머님께서 저의 병을 눈치채시어 슬픔을 안겨 드릴 것 같은 상황에 대한 준비였습니다. 그런데 놀라운 사실은 약을 과잉복용했는데 이상운동이 신기하게도 약하게 나타나서 어머님께서 모르고 계시는 점이었습니다. '몸이 오늘 밤과 내일을 버티어 준다면 어머님께 알리지 않고 아픈 상처를 어머님께서 눈치채지 않은 채 떠날 수 있을 텐데'하는 기대를 해보았지만, 과연 그것이 가능할지 의문이 들었습니다. 아무리 숨긴다고 해도 저녁에는 저를 보러 누님과 매형이 방문한다고 하고, 최상의 조건에서도 밤시간에는 어김없이 약효소실 현상이 나타나기 때문입니다. 운명을 하늘에 맡기기로 하고 어머님께 저녁 먹는 시간이 언제냐고 물었습니다. 어머님께서는 혼자 있는데 무슨 시간이 정해져 있겠느냐고 하시며, 어두워지면 먹자고 하셨습니다. 보통 저녁 약은 6시 반에 먹고 7시에 식사하면

9시 정도에 '오프(약효소실)'가 오게 되는데, 6시 정도면 이미 어두워져 가는 시간이라서 어머님께 6시 반에 식사를 하자고 하고 6시에 평소보다 많은 양의 약을 먹었습니다.

　바닷가에 계시는 형수님께서 싱싱한 굴과 생선을 가지고 오셔서 어머님께서 요리하신 다음 저녁상에 올리셨습니다. 2년 만에 먹어보는 어머님의 밥상은 이 세상 어디에도 그렇게 맛있을 수 없는 요리였습니다. 신혼 초 아내와 많이 싸웠던 원인 중 하나는 도저히 음식이 맞지 않아서 생기는 괴로움으로 인한 충돌이었습니다. 27년이 지나는 동안 제 입을 적응을 시켜서 이제는 아내가 차린 밥상 앞에서 불평하는 어리석은 행동은 하지 않습니다. 그렇다고 그 어머님의 음식 맛을 잊지는 않았던 모양입니다. 할아버지께서 인정하신 그 놀라운 어머니의 음식 솜씨는 85세의 연세에도 불구하고 여전하였습니다. 김치부터 생선구이 각종 산나물 등등 입에 넣으면 살살 녹는 그 맛은 말로 표현하기 힘든 예술 그 자체였습니다. 연방 너무 맛있다고 마음껏 어머님께 감탄사를 연발하였습니다. 아내와 같이 왔을 때는 아내를 생각하여 표현을 극도로 자제했는데, 이번에는 맛있다고 마음껏 즐거운 비명을 질렀습니다. 흔히들 어렸을 때 적응된 입맛 때문에 어머님의 밥상이 맛이 있다고 하지만, 저의 막내 삼촌은 할머님의 음식 때문에 자신의 위장이 탈이 나서 평생을 고생했다고 지금도 불평하시는 것은 보면 꼭 어렸을 때 입맛이 사람의 식성을 좌우한다는 말도 항상 옳은 것 같지 않아 보였습니다.

　저녁식사가 끝나고 얼마 되지 않아서 누님과 매형이 방문하셨습니다. 우리 누님은 그 당시 도시의 여고를 졸업하고 대학생 신랑에게 시집갈 것을 꿈꾸고 있었는데, 갑자기 아버님께서 근처 착실한 시골 고등학교 출신인 총각한테 시집가라고 했을 때 안 가려고 울고불고했었지요. 상당한 부농의 아들이어서 재산 보고 가는 것 아니냐고 동네에서 이야기도 했지만, 우리 매형은 사업가로 탁월한 재능을 가진 분이라는 것을 나중에 알게 되었습니다. 사람을 보는 안목과 투자 대상을 선정하는 데 거의 놀라운 직관력과 판단력, 추진력을 가진 분이지요. 생각도 건전해서 땀을 흘려서 번 돈이 가치가 있음을 알기에 도박이나 투기는 멀리하고 부모로부터 물려받은 재산을 건전한 노력으로 증식하며 일구어냈습니다. 흔히들 부잣집 아들의 방랑기나 낭비벽이 없는, 그야말로 책임감 넘치는 훌륭한 신랑감이었는데, 학벌이 형편없다고 누님은 무시하였답니다. 제가 보기에는 그 학벌 때문에 횡재한 사람이 바로 누님이 아닌가 싶을 정도로 매형은 진정 존경스러운 면이 많은 분입니다. 진정 학벌과 실력은 상관이 없음을 보여주는 산 증인이 바로 매형입니다. 집안의 어려운 친척들에게 해마다 자신이 손수 경작한 쌀을 나누어주는 마음이 너그러운 부자입니다. 매형과 정치, 경제, 사회 전반에 거친 대화를 하다 보면 시간 가는 줄 모릅니다. 특별히 다른 사람들이 생각하지 못하는 특이한 관점과 관찰력으로 자신의 생각을 논리적으로 전개하는 매형이 보통사람이 아니라는 것을 많이 느낍니다. 매형과의 대화는 늘 즐겁고 유쾌하며 의미 있는 것들로 채워지곤 합니다.

대화 중에 노무현 전 대통령 이름이 나오자 어머님께서 노무현이가 누구냐고 물으셨습니다. 순간 또다시 좌절이 엄습하더군요. 그렇게 기억력이 뛰어나신 어머님께서 그 질문을 하시자 저는 가슴이 무너지는 느낌을 받았습니다. '매형과의 시간도 좋지만 어머님과 좀 더 많은 대화를 나누어야 하는데…' 하고 시계를 보니 벌써 10시 반이 넘어섰습니다. 순간 저는 전율을 느꼈습니다. 10시 반이면 꼼짝할 수 없는 시간입니다. 침대에 누워있어야 할 시간이었습니다. 손을 만지고 발을 만져보니 아직도 감각이 있고 강직도 떨림도 없었습니다. 물론 약을 많이 먹은 탓에 약 기운이 남아 있어서 그렇겠지만, 그 사이에 이상운동도 겪지 않고 지나온 것이었습니다. 순간 '하늘이 도우시고 있구나'를 직감하였습니다. 파병으로 제 몸무게가 6kg 이상 빠졌는데도 누님도 어머님도 제 얼굴을 보시고 별로 걱정하는 말씀을 하지 않으셨습니다. 그전에는 볼 때마다 살이 조금만 빠져도 어디 아프냐고 하시던 분들이었습니다. 그리고 누님은 늘 제가 다리를 절뚝거리는 것을 걱정하며 올 때마다 큰 병원에 가서 진찰하라고 어머님 앞에서 대놓고 이야기하는 바람에 제가 별것 아니라고 둘러대곤 했었습니다. 그런데 이번에는 아예 물어볼 생각도 하지 않으시고, 또한 이야기하는 동안 손 떠는 것도 없어서 그런지 제 몸에 대해서는 일절 이야기도 않으셨습니다. 게다가 시간이 많이 지났다고 누님과 매형이 일어서서 나가실 때 저도 따라서 일어났는데, 정상 걸음으로 배웅을 하고 돌아왔습니다. 두 번째 기적을 체험하게 되었던 것입니다.

그러나 과연 '약 기운이 잠자리까지 갈 가능성이 있을까'라는 희망 섞인 기대를 해보았지만, 이것만은 통과하기 힘들 것 같았습니다. 잠이 들 때쯤이면 아무리 약을 많이 먹어도 약 기운이 떨어지는 약효소실로 움직이는 것이 거의 불가능에 가까웠기 때문입니다. 그렇지만 첫 관문을 통과했으니 시도라도 해야겠다고 생각하고 요강을 챙겼습니다. 다행히 어머님께서 아직도 요강을 사용하고 있기에 같은 요강을 쓰면 되지만, 문제는 방 바깥 마루에 두고 계시고 볼일을 보시기 때문에 제가 방안에 두자고 제안했습니다. 그래야만 제가 많이 움직이지 않고 제 건강의 실체가 탄로 나지 않을 것 같았기 때문이었습니다. 그러나 어머님께서는 방도 좁은데 요강은 바깥에 두자고 하시더군요. 할 수 없이 저도 운명에 맡기고 자기 전에 소변을 눈 다음 이부자리를 폈습니다.

그런데 지금까지는 고향을 방문할 때마다 어머님께서 저의 왼쪽에 누우시도록 이부자리를 피셨는데, 이번에는 방향이 바뀌어 어머님께서 저의 오른쪽에 누우시도록 자리를 펴자고 하셨습니다. 하늘이 계속 돕고 있었습니다. 약효가 떨어지면 저의 왼손이 떨려서 잠이 들 때까지 떨다가 자야 하는데, 놀랍게도 방향을 바꾸어 자는 바람에 뭔가 잘 될 것 같다는 느낌이 왔습니다.

어머님과 같이 누워서 마저 못다 한 이야기를 나누었습니다. 모자가 2년 만에 만났으니 할 이야기가 많이 쌓여있어서 이런저런 이야기로 꽃을 피웠습니다. 그러나 가장 가슴 아프게 생각한 것은 그렇게 자신을 불태우시며 가족을 위해서 헌신하신 분이 하나님을 믿지 않고 계신다는 사실이었습니다. 늘 마음에 걸려서 올 때마다 하나님과 예수님을 믿으시라고 권고하였지만, 강하신 어머님은 별로 달갑게 생각하지 않으셨습니다.

예전처럼 안타까운 마음으로 "어머니 하나님을 믿으셔야 천국 가십니다. 하나님이 어머니를 얼마나 사랑하시는지 알고 계세요?"라고 말씀드렸더니, "그래 하나님이 계시지 않으면 우리가 일분일초라도 살 수 있겠나? 우리가 길 가다가 돌부리에 챘을 때 '어그머니'하는 것도 다 하나님을 부르는 소리재."라고 말씀하셨습니다. 저는 그 말에 너무 놀라서 정신이 번쩍 들었습니다.

"예 어머니, 그 하나님이 예수님을 보내셔서 어머님 죄를 대신하여 십자가에서 죽으셨답니다. 그리고 그 사실을 믿으셔야 천국 가실 수 있으니 어머님 저의 기도를 따라 하시겠습니까?"라고 하였습니다. 모든 자연인이 이 십자가의 대신 죽음을 인정한다는 것은 자신을 하나님 앞에 항복하기 전에 불가능한 것이고, 이성으로 설명하기도 불가능한 세계이기에 성경에 나와 있는 진리를 전파할 뿐입니다. 그것이 어머니의 경우에도 예외일 수는 없는 것이기에 저의 이성을 넘어서는 세계를 전해야 했습니다. 그러나 그 세계가 있다는 것을 확실하다고 믿는 저에게는 영원의 세계가 지상의 짧은 시간보다 훨씬 소중하기에 이 말씀을 전하지 않을 수 없었습니다. 제가 하나님을 만나고 어머님을 위해서 기도한 지 20년이 걸려서 이 순간까지 오게 되었기에 너무도 설레는 순간이었습니다.

"오냐, 따라 하마"라고 하셨습니다. 어머니의 영접기도는 저를 따라 하며 끝이 났습니다. 말로 표현할 수 없는 환희와 감사가 제 몸에서 흘러나왔습니다. 한평생 고생하신 어머님이 천국에 갈 수 있도록 해달라고 간절하게 기도한 지난 20년이기에 그 세월을 돌이켜보며 감격에 젖을 수밖에 없었습니다. 우리는 이 땅에서 우리가 절대로 영원히 살 수 없는 사실을 가까운 사람들의 죽음을 통해서 알게 됩니다. 그렇지만 자신은 영원히 살 것 같이 착각하고 오늘도 쉽게 자신 속에 사로잡혀 삽니다. 반드시 찾아올 죽음에 대비하는 사는 삶이야말로 가장 복된 것이기 때문에 저는 어머님의 변화에 제 인생 최대의 행복을 느끼며 감사했습니다.

　어머님께서는 벌써 잠이 드셨는지 숨소리가 평안하게 들렸습니다. 영원한 세상이 보장되었다 하더라도 영원한 세계에 가기 전까지 우리는 이 땅에서 부딪히는 어려움 속에서 참고 견디며 살아야 하는 문제는 여전히 존재합니다. 밤이 깊어가고 있을 때 저의 원래의 모습이 드러나기 시작했습니다. 신데렐라의 마법이 풀리고 있었습니다. 약효소실의 신호가 찾아와서 왼손은 떨리고 있었고, 방바닥은 따뜻했지만 단열이 잘되지 않은 방의 공기는 싸늘하였습니다. 잠을 청하였지만 들지 않았습니다. 내일 돌아갈 일이 염려스러웠습니다. 밤잠을 설치면 파병약도 잘 듣지 않기 때문이지요. 1시간을 뒤척이니 벌써 아랫도리에서 신호가 왔습니다. '몸을 일으킬 수 있을 것인가'라고 걱정하며 움직여 보니 다행스럽게 몸을 움직일 수 있었습니다. 다리는 완전히 경직된 상태가 아닌지라 거북이걸음으로 방문을 여니 차디찬 겨울 공기가 온몸을 얼게 하는 것 같았습니다. 방문 바로 옆에 둔 요강에 소변을 보았습니다. 이 밤에 얼마나 들락날락해야 할지 모르는 안갯속같이 한 치 앞을 내다볼 수 없는 혼돈의 시간이었습니다. 겨우 몸을 돌려 자리에 다시 누웠습니다. 이 시간에 이렇게 움직이는 것만도 기적이었습니다.
　감사기도를 드리고 자리에 다시 누웠습니다. "하나님 도와주십시오. 편안한 잠을 잘 수 있게, 그리고 어머님의 가슴을 아프게 하지 않고 떠날 수 있게 도와주십시오"하고 잠을 청한 후 눈을 감았습니다.

　어머님께서 저의 몸을 흔드셨습니다. 제가 잠꼬대를 하고 있었나 봅니다. 시계를 보니 아침 6시였습니다. 다섯 시간 정도를 깨지 않고 통째로 잠이 든 것입니다. 저는 꿈을 꾸는 것 같았습니다. '과연 어머님 집에서 떨리는 손과 경직된 발과 요실금으로 어머님께 고통을 주지 않고 편안한 밤을 보낼 수 있을까?'라고 우려했던 밤이 지나고 아침을 맞이하였습니다. 이 기적 같은 일에 놀라고 흥분했지만, 내색을 하지 않고 얼른 50㎎ 스타레보를 먹었습니다. 다른 날보다 훨씬 빨리 약효가 돌아서 일어서서 이불을 개고 움직일 수 있었습니다. 당당히 화장실을 가고 세수도 하였습니다. 이 너무나도 평범한 일상활동을 할 수 있는 일이 얼마나 고맙고 감사한지 파병에 걸리지 않았으면 그 경지를 알 수 없었을 것입니다. 8시에 먹는 아침 약과도 잘 연결이 되어서 아침식사도 즐겁게 할 수 있었습니다.

눈이 온다는 일기예보 때문에 오후에 출발하려고 했던 일정을 당겨서 그날 오전에 어머님 댁을 출발해야 했습니다. 어머님께서는 저를 보내고 난 뒤에 그 아쉬운 마음이 얼마나 큰지 며칠 동안 생각이 나서 허전한 마음을 달래기가 힘들다고 하셨습니다. 저 역시 만나기 전의 고통 이상 헤어져야 하는 슬픔이 너무 커서 발길이 떨어지지 않았습니다. 집 앞 택시까지 배웅 나오신 어머님의 손을 잡고 석별의 아픔을 삼기며 차에 올랐습니다. 그러나 어머님의 서운해하는 얼굴을 보고 다시 내려서 어머님을 꼭 안으면서 "어므이 자주 오겠심더"라고 말을 하려고 하는데 목이 메어서 끝말은 목구멍에 잠겨 나오지 않았습니다. 이윽고 떨어지지 않는 발길을 돌렸습니다. '혹시나 이 길이 마지막 길이 아닌가'라는 쓰라린 마음을 품은 채 손을 흔드시는 어머님을 뒤로하고 택시는 매정하게 떠났습니다.

파병이 주는 고통스런 모습을 기적적으로 넘겨 어머님을 위로하고 안심시켜드린 방문이었지만, 이별의 슬픔을 어머님께 남기고 떠나온 저는 멀어지는 고향 집을 바라보며 '이 불효자를 어머님 용서하십시오' 라고 마음속으로 외쳤습니다.

저의 삶의 여정에는 한 고개 눈물의 산을 넘으면 또 다른 통곡의 산이 기다리고 있었던 것입니다. 이렇게 그리운 사람끼리 서로 작별해야 하는 고통을 가슴에 안고 살아가야 하는 이 고뇌에 찬 삶이 진정 인생이란 무대인가요?

우리는 사랑할 수 있는
행운을 가진 사람들입니다

제가 올린 글 중에 혹시나 어떤 분께 상처가 되었던 점 사과드립니다. 죽음 이야기는 저 역시 우울한 주제입니다. 제 글은 저 자신을 포함하여 우리 모두가 가지고 있는 부분에 대하여 강조하는 것이며, 오늘 드리는 글로 희망의 답을 찾으려고 하다 보니 예상치 못한 불찰을 범하게 된 것 같습니다. 어느 특정한 분을 지칭하여 쓴 글이 아니지만, 사랑을 이야기하면서 오히려 다른 분께 불편함을 주었다면 제 글이 얼마나 모순될까라고 여겨집니다. 그러나 그것 또한 저 역시 한없이 사랑이 부족해서 아직도 사랑의 집을 공사 중인 사람임을 이 자리에서 고백하면서, 사랑 부족의 고통을 이기기 위해서 쓴 글이오니 넓은 마음으로 읽어 주시기를 부탁드립니다.

그동안 사랑이 없는 우리 사회의 일부 모습을 소개하면서 이제 정말로 어떻게 하면 이런 사랑을 할 수 있는지를 말씀드리고 싶군요.

먼저 제가 지금부터 쓰는 글은 세계적인 심리학자이며 사회학자인 예일대학교 교수였던 에릭 프롬이 쓴 《사랑의 기술》이라는 책을 근거로 했음을 밝혀둡니다. 제 인생에 가장 크게 사랑에 대하여 눈을 뜨게 한 책입니다. 제가 생각건대, 사랑에 관한 책으로는 가장 으뜸가는 책 중에 하나이오니 우리 환우분들께 추천합니다. 그리고 제가 삶으로서 경험하고 에릭 프롬 교수님과는 조금 다른 각도에서 본 생각들을 접목하여 적었습니다.

사랑이란 말을 우리는 사랑받는 대상으로 생각하지 결코 사랑하는 능력 즉 실력으로 생각하지 않는다는 것입니다. 그래서 모두들 어떻게 하면 다른 사람들로부터 사랑받을 것에 관심이 집중됩니다. 남자들은 여자를 얻기 위해서 기를 쓰고 출세하려고 하고, 여성은 아름답게 보여서 남자의 마음을 녹이려고 합니다. 모두들 사랑하는 것은 쉽고 사랑받기가 어렵다고 생각하지요. 중매 결혼이든 연애 결혼이든 현대 사회에서는 어떻게 하면 자신의 상품가치를 높여서 시장에 내어놓아 인기를 누릴 수 있는가에 모두의 초점이 맞추어져 있지요. 외형적인 외모, 가문, 직업뿐 아니라 정신적 능력인 유머 감각, 실력, 인격까지 포함해서 내가 얼마나 상대방에게 매력을 줄 수 있느냐에 모든 힘을 쏟고 있습니다.

또 하나의 착각은 사랑에 빠지는 것이 너무 쉽기 때문에 사랑하기가 쉽다고 생각하는 것입니다. 남녀가 처음 만났을 때 눈이 마주치면서 서로의 벽이 허물어지고 가까워지니까 사랑이 이렇게 쉬운 것이라고 믿게 됩니다. 그러나 시간이 지나면서 서로에게 실망하고 돌아서면서 또 다른 대상을 찾아 나서게 됩니다.

부동산투자에 실패하면 그 원인 무엇인지 끝까지 추적하고 분석하지만, 이상하게도 인간은 사랑의 실패에 대하여는 전혀 생각하지도 않는 것도 근본적으로 사랑에 대한 잘못된 이해 때문입니다.

사랑이 우리 인생에 너무도 중요한 것이며, 결코 사랑하는 것은 쉬운 일이 아니기 때문에 연습하고 훈련해야만 사랑을 할 수 있습니다. 그러나 훈련 이전에 사랑에 대한 실체가 무엇인지 알아야 합니다.

인간이 이 세상에 태어날 때에는 어머니 뱃속이란 확실한 곳에서 무한히 불확실한 넓은 곳으로 던져집니다. 이성을 가지고 있는 인간은 자신의 의지에 의해 태어난 것이 아님을 알고 미래에 가장 확실한 것은 죽음이며 모든 것으로부터 분리된 자신의 존재를 인식합니다. 그리고 그 외톨이 상태가 얼마나 고통스런 감옥인지 깨닫기 때문에 사물이든 사람이든, 혹은 사회이든 어떤 것과 결합하지 않으면 자신이 견딜 수 없다는 것을 알게 됩니다. 왕따를 당한 학생이 자살을 하듯, 인간은 어디서든 소외되어 있음을 느끼면 불안과 공포에 떨게 됩니다. 예컨대 인간은 태어나자마자 어머니로부터 멀어지는 것이 두려워 울음을 터뜨려서 떨어지는 공포를 해소하려고 합니다. 마찬가지로 달과 해에 절을 하는 것도 자연과의 분리에서 오는 고독을 해소하기 위함입니다. 인간의 모든 문화 활동과 삶은 바로 이런 고독을 어떻게 해소하는가에 초점이 맞추어져 있습니다.

이런 소외감을 해소하는 현대적인 삶의 단면이 바로 직장에서 같이 일을 하는 것입니다. 직업이 없이 집에서 머무는 것이 힘든 이유는 바로 이 이탈감으로부터 오는 정신적 고통 때문입니다. 그러나 현대의 직업은 결코 온전하게 개인의 능력과 개성을 발휘하도록 그냥 두지 않고 기계화·부속화해 인간성을 황폐화시킵니다. 하루 종일 공장에서 포장 박스를 접는 일을 하는 사람이나 경영에 참여하지 못하고 서류를 작성하는 사람들 모두 이탈감만 극복하는 결합행위에 불과한 일에 종사하고 있는 것입니다.

　하지만 이런 종류의 행위는 결코 인간의 이탈감을 완벽하게 만족시키지 못합니다. 그래서 현대에 수많은 알코올과 담배 중독자가 생기는 이유도 분리된 감정을 완전히 해소하지 못 하고 있다는 증거입니다. 이를 극복하려고 취미활동이나 오락을 해보지만 그것 역시 천편일률적으로 정해진 테두리 안에서 진행되는 또 다른 모방행위일 따름이므로 결코 인간을 완전히 만족시키지 못합니다. 공휴일에 실컷 취미생활을 즐겼지만, 월요병에 시달리는 직장인들이 바로 그 증거입니다.

　지난 글에서 말씀드린 대로 늙어가는 것을 슬프게 보는 태도 역시 두려움을 극복하기 위해서 사회의 통념 속으로 내가 무의식적으로 들어가 그 사상에 동조하여 결합함으로써 안도감을 느끼려고 하는 행위인 것입니다. 가장 극단적인 경우가 바로 히틀러 치하의 독일 국민들이었습니다. 2차대전을 일으켜 수천만을 죽게 만든 파쇼집단이지만, 그 안에 있는 사람들은 권력에 자기 몸을 맡기고 이탈감을 해소하는 결합행위가 결국은 씻을 수 없는 살인과 파괴의 비극을 초래했습니다. 이처럼 인간이 생각하고 움직이는 모든 사회활동과 개인영역에는 바로 이 이탈감을 극복하기 위한 처절한 몸짓이 자리 잡고 있습니다. 다만 그 대상이 애완동물이거나 자녀, 혹은 사회 등등으로 달라질 뿐, 비극은 바로 이런 잘못된 결합으로부터 근거합니다.

　이런 부정적이고 파괴적이며 비정상적인 결합을 극복하는 유일한 길이 바로 사랑입니다. 사랑이란 분리된 인간이 스스로 완전한 독립성과 개성, 그리고 자아를 가지고 다른 사물이나 사람, 또는 조직과 관계를 가지는 것입니다. 대표적인 것이 창작활동입니다. 토기를 빚어내는 도공은 자신만이 가지는 독특한 기술과 혼으로 진흙과 만납니다. 토기장이는 흙과 사랑을 나누는 것이지요. 그래서 예술가들이 행복을 누리는 이유도 바로 진정한 사랑을 일 속에서 느끼기 때문입니다.

그러나 사랑이란 말은 역시 사람 사이에 적용되어야 제 뜻을 찾습니다. 즉, 분리된 인간이 스스로의 자아가 어떤 힘과 조직에 조종되거나 구애받지 않고 자발적으로 대등하게 존중받는 사람과 연합되어 이탈감을 해소하는 것입니다.

사랑은 당연하게 대상에 대해 돌보아주는 보호가 있어야 하고 대상이 잘못 가지 않도록 때로는 비판과 권고를 포함하는 책임이 있어야 하지만 가장 중요한 요소는 존경과 지식입니다. 존경이라 함은 사랑하는 대상 고유의 존엄성과 개성을 존중하여 그 대상에 대해 지속적으로 성숙하도록 애쓰는 마음을 칭합니다. 즉 상대방을 자신에게 유리하도록 조정하고 영향력을 미치는 것이 아니라, 그 존재 자체에 대한 인정과 경외함으로 대하는 것입니다. 이런 존경이 없이는 우린 사랑이라고 할 수 없습니다.

그리고 사랑은 지식을 요구합니다. 지식이란 말은 상대방이 누구인지를 아는 것인데, 상대방을 알기 위해서 우린 계속 탐색하고 질문하지만 결국 잘 모르게 됩니다. 가장 잔인한 방법의 단적인 예로 바로 아이들이 나비를 알기 위해서 칼로 계속 잘라내지만 결국 나비를 알지 못하는 상황을 들 수 있습니다. 또 경찰이 범인을 고문하여 자백을 받아내는 것도 결국 거짓 자백으로 나타나기가 일쑤입니다. 이 모든 사례들은 물리적 분해나 압력을 통해 실존적 진실에 다가가려는 시도의 한계를 드러나게 합니다.

상대를 알기가 어려운 까닭은 우리가 우리 자신을 모르기 때문입니다. 좀 잔인한 예가 되어서 죄송하지만 '나'라는 존재가 몸의 어느 부분에 있겠습니까? 머리 안에 있다면 머리를 몸에서 떼어내어 머리만 가지고 '나'라고 할 수 있을는지요? 만약 '가슴'에 있다면 머리 없는 몸통이 '나'입니까? 결국 우린 내가 어디에 있는지 모릅니다. 이처럼 우리 자신을 분해하여 우리를 알 수 없고 개인적인 지식을 가지고도 우리는 우리를 알 수가 없습니다. 그래서 30년을 같이 산 부부도 서로 잘 모르겠다고 하는 이유도 우리가 우리 자신과 상대를 얼마나 모르고 있었느냐를 반증하는 사례입니다.

자신과 상대방을 아는 유일한 길은 사랑입니다. 이 사랑만이 나 자신과 상대방의 영혼을 뚫고 들어가서 진정한 자신을 드러나게 합니다.
우리 삶 속에는 여러 종류의 관계 속에 사랑과 유사한 모습들이 있습니다. 그중에서 가장 혼돈스러운 것이 모성애입니다. 흔히 우리는 어머니의 사랑이 이 세상에서 가장 위대한 사랑이라고 합니다. 그 이유는 조건이 없기 때문입니다. 어머니는 아이가 그저 존재하는 자체로 돌보고 보호합니다. 그런데 이런 사랑의 배경에는 자연으로부터 오는 본능적인 요소가 있습니다. 산불이 둥지까지 번지자 멀리 보고 있던 어미새가 날아와서 새끼를 보호하다가 같이 타죽었다는 실화는 자연으로부터 오는 본능의 유사성을 보여줍니다. 또한 아이는 절대적으로 어머니를 의지할 수밖에는 연약한 존재임으로 어머니, 즉 자신의 지배욕과 소유욕을 아이를 통해 완전히 충족합니다. 또한 자신의 나르시시즘적 요소, 즉 자신의 분신이라는 생각들이 작용함으로써 아이로부터 보상은 그저 천진난만한 미소밖에 없는데도 자식을 사랑합니다. 그러나 만약 꼭 같은 정도로 자신의 남편이나 다른 아이를 사랑하지 않는다면 우린 이런 모성애를 사랑이라고 부를 수가 없습니다.

　본능적 모성애는 아이가 자라면서 충돌과 갈등을 겪게 됩니다. 자신의 분신이 자신의 소유와 지배를 거부하는 경험을 하게 됩니다. 이 경험이 아들의 결혼 후까지 계속되면 그것은 사랑이 아닌 것으로 증명됩니다.

　사랑은 상대방에 대한 완전한 독립과 개성을 인정하고 자녀가 계속해서 발전하고 성장하도록 도와주는 것, 즉, 존경이 포함되어야 합니다. 그러나 소유욕과 지배욕이 강한 모성애는 아들이 결혼한 후에도 경제적이든 정신적이든 자녀 양육이든 자신의 지배로부터 벗어나는 것을 못 견뎌 하여 아들을 뒤에서 조종합니다. 심한 경우 아들이 부부싸움을 하면 반드시 어머니에게 전화를 걸어 상담을 하더군요.

　결국 그 아들 몇 년 지나지 않아서 이혼했습니다. 그녀의 아들은 저와 매우 가까운 사이라서 저도 충격을 받았습니다. 무조건적인 숭고한 모성애에 이런 기만적인 요소가 있기 때문에 아들이 어머니로부터 완전 독립을 하지 않으면 결코 자신의 아내나 자녀를 사랑할 수 없습니다.

　같은 이유로 인간이 고립된 상태를 이기지 못하여 현대 사회의 기존 틀에 안주하여 고독감을 달래게 되는 것도 같은 생각을 가진 집단의 구성원으로 들어가 일체감을 만족하는 방편입니다. 대표적인 예로 요즈음 직장이 너무 안정적이지 못하니 국가공무원시험에 젊은이들이 구름처럼 몰려드는 현상을 들 수 있습니다. 모든 것이 불안하고 불안정하니 자신을 좀 더 이탈감에서 오랫동안 구해 줄 수 있는 직장에 집착하는 사조에 몸을 맡기는 현상입니다. 이런 사상의 테두리에 머물러 있는 한 우리는 사랑을 할 수 없습니다. 왜냐하면 우리는 자신 스스로가 독립적 개성을 가지고 의지적 행동을 할 수 있는 것이 아니라 거대한 사조의 힘에 굴복한 채 종속된 노예 상태에 있기 때문입니다. 이런 상태에서는 결코 고유한 자기를 발견하지 못하고 사랑 한 번 해보지 못한 채 이 세상을 떠나는 것입니다. 물론 대한민국 공무원이 다 그렇다는 의미는 아닙니다. 다만 이런 도피적인 결합이 주는 안도감 때문에 그곳을 지원하는 경우를 말씀드립니다.

또한 저는 꽤 많은 의사들이 수술이나 진료 이후에 괴로워서 알코올 중독에 걸린 경우를 목격한 바 있습니다. 그런데 그런 분들 대부분의 경우 바로 의사라는 직업을 선택하는 데 있어서 자신이 결정하기보다는 부모님의 강권으로 의사가 된 사람들입니다. 부모님은 어쩌면 이 사회에서 존중받고 보수나 안정면에서 가장 좋은 직업이 의사라고 여겨서 아무것도 모르는 자녀를 책임지고 보호한다는 명분 아래 의사라는 직업을 선택하게 합니다. 그러나 그것 역시 그 자녀가 의사라는 고유의 직업에 적합한 자아를 사랑을 통하여 끌어내지 않고 선택하면 대부분 그 자녀는 사랑을 경험하지 못하고 평생을 보내게 됩니다. 우리가 접촉하는 주치의들이 불친절하고 사무적인 이유도 바로 이런 배경에 희생

된 사람들이기 때문입니다.

그 결과 사랑을 하기 위해서는 가장 먼저 자신이 정신적으로 종속된 사람이나 사조나 사회에서 스스로 독립해야 합니다. 그러나 대부분의 사람은 이런 독립을 두려워하기 때문에 보호막에서 빠져나오기 싫어합니다. 대표적인 경우가 남성이 자기 어머니와 같은 모성애를 느낄수 있는 여자와 결혼하는 경우입니다. 이런 남자는 몸은 어머니로부터분리되었지만 정신은 종속되어 있기 때문에 만약 아내가 어머니처럼무조건적이 헌신과 관심을 보이지 않으면 금방 아내에게 실망하고 다른 여자를 찾아나서게 됩니다. 모성애가 사랑과 관련이 없어지면 비극적 결말을 가져오기 때문에 사랑을 한다는 말의 의미를 진정으로 깨닫지 못하면 불행해질 수밖에 없습니다.

자신에 대한 사랑도 마찬가지입니다. 우리는 자신을 사랑하는 것을흔히 이기심과 혼동합니다. 자기에게 유리하게 생각하고 행동하여 남을 이용하거나 조종하고 해를 끼치는 이기심과 자신을 사랑하는 것은근본적으로 다릅니다. 자신을 사랑하는 사람은 결국 자신을 존경하고자신을 아는 사람입니다. 그 이야기는 바꿔 말하면 남을 사랑하는 사람이 자신을 사랑하게 된다는 것입니다. 대표적인 예로 이기심을 가진사람은 남에게 아낌없이 주는 것을 아까워하고 고통스럽게 여기며 주지만, 자신을 사랑하는 사람은 기쁘게 여기며 주게 되는 것을 들 수있습니다. 그 결과 그것이 자신을 사랑하고 행복하게 합니다. 자녀의봉사 활동이 대학 입학에 반영되자 가짜로 서류를 꾸며서 봉사활동을 했다고 서류 조작을 하는 부모를 가까이서 본 적이 있는데, 이런 행위는 바로 이기심이지 결코 자신과 아이를 사랑하는 행위가 아닙니다. 그리고 봉사를 하더라도 시간 아까운데 마지못해서 하는 행위 역시 자신을 사랑하지 않는 이기적인 마음의 결과입니다.

자, 그럼 어떻게 사랑을 할 수 있을까요?

대부분의 사람들은 적극적으로 독립을 잘하지 못하기 때문에 본의 아니게 독립할 수밖에 없는 경험을 통하여 사랑을 할 수 있는 기회가 생깁니다. 대표적인 기회가 바로 남자의 군 복무입니다. 남자가 군대 갈 때 제일 힘들어하는 사람은 결코 여자친구가 아닙니다. 바로 어머니입니다. 자신의 일부가 떨어져 나간 느낌은 모성애가 가지는 본능적 반응이기 때문입니다. 그러나 이런 분리를 통해서 어머니는 군대 간 다른 아들들에 관심과 측은한 마음이 생기게 되면서 모성애가 사랑이 아니었음을 어렴풋이 알게 됩니다.

반대로 아들 역시 어머니나 사회로부터 분리됨을 통하여 자신을 돌아보고 일방적으로 받았던 사랑에 대한 고마움과 고귀함을 알게 되어 '주는 사랑'에 눈을 뜨게 됩니다. 그런 의미에서 아들과 어머니 모두가 사랑에 대한 철이 들게 되는 것입니다. 얼마 전, 군대가 주는 엄청난 유익을 모르고 EBS 강사가 "군대는 사람 죽이는 것 배우는 것 외에 무엇이 더 있는가?"라고 강의함으로써 자기 스스로 사랑이 무엇인지 모르는 불쌍한 모습을 방송에서 보았습니다.

같은 의미로 불효하던 자녀들이 어머니가 세상을 떠나자 어머니에 대한 그리움과 그동안의 불효로 괴로워하며 통곡합니다. 그리고 다른 부모님이 예사롭지 않게 느껴지고 연민의 정이 생기는 것도 바로 분리를 통한 사랑에 눈을 뜨게 되어서입니다.

이처럼 사랑으로 가는 첫 번째 신호가 바로 상실과 결핍의 경험입니다. 모든 것을 다 소유한 사람을 사랑을 할 수 있는 가능성이 거의 없습니다. 대표적으로 부자들이 가난한 사람들을 잘 돕지 않고 오히려 가난한 사람이 가난한 사람을 돕는 이유도 여기에 있습니다.

우리 파병 환우들은 어떻습니까? '건강'의 상실과 결핍을 경험하고 있습니다. 이것은 바로 사랑으로 갈 수 있는 첫 단추를 끼고 있다는 증거입니다. 건강을 부분적으로 잃었기 때문에 우린 이제 건강이 주는 거짓된 위안감과 안도감에 벗어나 비록 때로는 불안하고 고통스럽지만 진정 자신을 존경하고 진실로 알 수 있는 기회를 가지게 되었습니다. 건강으로부터 독립할 수 있는 기회를 통하여 우린 진정으로 남을 사랑할 수 있는 무대가 열리게 되었으니 얼마나 기쁘고 감사한 일입니까?
이런 면에서 우린 하늘로부터 오는 놀라운 축복을 다 받은 사람이지 결코 장애자라고 좌절하거나 낙심할 사람들이 아닙니다. 오히려 불쌍한 사람들은 사랑을 할 수 있는 기회마저 놓친 채 오늘도 거리를 힘차게 활보하고 다니는 건강한 사람이 될 수 있음을 우린 그들을 동정해야 해야겠지요.

사랑으로 가는 티켓을 거머쥔 손으로 이제부터 자녀와 배우자와 다른 이웃을 존경하고 깊이 알아가는 사랑의 사람.
우리 모두 되어 보시지 않겠습니까?

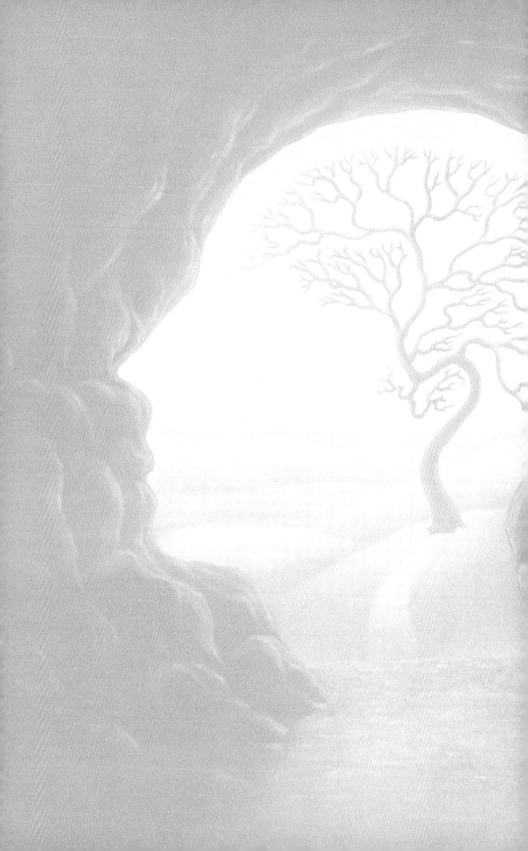

:: 제2장 ::

도파민이 부족해도
행복합니다

파킨슨과 나

-도파민이 부족해도 행복합니다-

고마운 파킨슨병 1

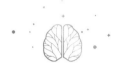

파병이 점점 심해가면서 손이 많이 떨려서 밥을 먹을 때도 참 난감하고 괴로울 적이 많았습니다. 가장으로 가족이 보는 앞에 떨리는 손으로 식사해야 하는 괴로움, 참 견디기 쉽지 않았습니다. 그러나 그것은 단지 시작에 불과했습니다.

2007년 어느날, 운전면허 갱신하는 신체검사를 하는 도중 갑자기 손이 떨려오는 것을 본 검사관이 저보고 장애자 시험장으로 가야 한다고 하면서 신체검사용지에 붉은 불합격 도장을 찍었습니다. 순간 하늘을 바라보며 얼마나 서러워했던지, 인생에서 처음으로 장애자가 되었다는 느낌이 들었을 때 그 기분은 말로 다 할 수 없는 회색빛 그 자체였습니다. 내가 장애인이 되었다니, 파병 초기에 장애자란 전혀 나와 상관없는 말이라고 여기고 당당하게 살아왔는데, 이럴 수가! 그러니 점차 병이 진행되면서 장애자란 말이 가까워지기 시작했습니다.

파킨슨병이 조금씩 심해지니 화장실도 종종걸음으로 가다가 나중에는 그마저도 힘들어 벽을 손으로 집고 이동해야 했습니다. 약효소실

시간이 길어지니 자연히 사람들 만나는 시간도 줄어들고 의기소침해지며 마음마저 우울해지고 급기야 휠체어까지 타게 되었습니다. 일어서서 세상을 늠름하게 바라보다가 갑자기 앉아서 세상을 보려니 엄청나게 달라 보였습니다. 휠체어 타고 지하철을 들어섰더니 나를 측은하게 여기는 그 눈빛들, 그리고 모든 사람이 나보다 더 커 보이는 위압감. 이제 저는 더 이상 175cm 키의 건장한 남자가 아니었습니다. 나의 힘이 아닌 다른 사람의 도움을 받아야 하는 장애인이 된 것입니다. 남을 도와주면 도와주었지 도움을 거의 받지 않고 살아온 나라고 자부해 왔는데, 이제 그 자존심이 어김없이 허물어진 것입니다. 그 자존심이 깨지는 소리는 마치 겨울 호수의 꽁꽁 얼어붙었던 얼음이 봄기운으로 녹아 깨어지는 소리와 같았습니다.

그런데 시간이 지나면서 새로운 것들을 발견하게 되었습니다. 장애자인 나를 돌봐주고 격려해 주는 가족의 고마움이 뼛속 깊이 스며들기 시작했습니다. 항상 내가 뛰어다니면서 벌어먹인다고 생각했던 가족들이 이제는 제가 의지하면서 살아야 하는 고마운 사람들로 변한 것입니다. 가족과 함께하는 시간이 늘어나면서 불철주야 바깥일만 하면서 뛰어다녔던 세월 속에서 잃어버렸던 진정한 행복을 보석처럼 발견한 것입니다. 행복은 가까운 곳에 있다는 진리를….

몇 달 지나 다행스럽게 약물 조절이 잘되어서 휠체어를 반납하였습니다. 그리고 어느날 오래간만에 가족들과 함께 지하철을 탔습니다. 그런데 그전에는 별로 관심을 가지지 않았던 지팡이를 들고 계신 40대로 보이는 남자분이 눈에 들어왔습니다. 용산역에 지하철이 서자 우리도 내리고 그 남자분이 내리는데, 지팡이로 톡톡 길바닥을 치면서 앞으로 걸어가시더군요. 그리고 에스컬레이터하고 상관이 없는 쪽에 정지하신 채 바닥을 계속 치고 있었습니다. 순간 저는 쏜살같이 달려가서 "제가 도와드리겠습니다."하고 그분의 팔짱을 끼고 에스컬레이터로 향했습니다.

"고맙습니다"하는 그분의 말이 저의 귀를 울리고, 그분의 팔에서 오는 생명의 기운을 느끼는 순간 저의 코끝이 찡해지며 눈물이 시야를 가렸습니다. 그동안 나 자신이 얼마나 이런 분에 대해 무관심하게 인생을 살았던가에 대한 후회의 눈물이었습니다. 약자의 아픈 가슴을 외면한 채 더 강해지려고 몸부림쳤던 어리석은 과거에 대한 회한의 눈물이었습니다.

그분을 모셔다드리고 헤어지는 순간, 그분께서 "너무너무 감사합니다. 좋은 하루 되세요."하고 축복어린 말을 하셨습니다. 그 감사의 말을 듣는 순간 저는 파킨슨병에 걸린 자신에 대하여 감사하였습니다.

휠체어를 타보지 않았다면 결코 볼 수 없는 이 아름다운 세계를 보게 해 준 파킨슨병아, 정말 고맙구나!

고마운 파킨슨병 2

저의 고향은 남쪽 바닷가가 있는 시골 마을입니다. 20가구 정도 되는 아담한 마을로 모두들 서로 20촌 이내 친척입니다. 그래서 어려서부터 동네에 나가면 어른들께 인사를 해야 했습니다. 특별히 아버님께서 동네 어른 만나면 깍듯이 인사를 해야 한다고 귀에 못이 박히도록 말씀하시는 바람에 나중에는 인사하는 것에 대해 은근히 거부감까지 생겼습니다. 어떤 때는 동네 아이들이 놀고 있는 정자나무까지 가는데 열 분도 넘는 어른들을 차례로 만나서 고개 숙이고 절을 한 다음 정자나무에 도착하니 목이 뻐근하였습니다.

세월이 흘러 도시로 간 많은 친구들이 때때로 고향이 그리워 방문하기도 했습니다. 한 번은 도시에 사는 병태가 선글라스를 끼고 동네에 들어갔다가 "저놈이 누구 집 자식이냐?"라고 동네 어른들이 고함을 지르시는 바람에 혼이 난 적이 있었습니다. 그래서 저도 고향에 갈 때마다 동네 입구에서 본의 아니게 선글라스를 벗고 들어가곤 했습니다. 괜히 저희 부모님께 누가 되는 일을 하고 싶지는 않았습니다. 그 이후로 모든 도시로 나간 젊은이들이 고향 동네에 들어갈 때는 선글라스를 벗고 들어가곤 했습니다.

도시에 살면 선글라스를 벗을 필요도 없고 인사를 할 필요가 없어서 너무 좋았습니다. 그래서 '젊은이들이 시골에 살지 않는 이유도 이런 자유 때문에 그런가 보다.'라고 생각하기도 했습니다. 정말로 도시는 젊은이들에게 천국과 같은 곳이었습니다. 누가 길을 물어도 그냥 모르는 척하거나 "나도 이곳이 처음이요." 하면서 지나가도 아무도 시비 걸 사람이 없는 곳이 바로 도시였습니다.

그러나 그 자유로운 도시에도 반갑지 않은 사람들과 같이 살아야 하는 어두운 그늘이 있습니다. 제가 어렸을 때만 해도 빨랫줄에 널어놓은 빨래까지 몰래 걷어가는 사람이 있다고 도시에 사는 친척이 이야기하시는 것을 들은 적이 있었습니다. 제가 20대 초반이던 어느날, 도시에 사는 형님 집에 가서 대낮에 방에서 쉬고 있는데 누가 몰래 들어와서 제 신발을 가져가고 자기 신발을 벗어 놓고 갔습니다. 밑창이 너덜너덜한 신발이었습니다. 이처럼 도시에는 도둑, 소매치기, 강도, 사기군, 성범죄자, 살인범들이 순진한 사람들을 호시탐탐 노리고 엿보고 있습니다. 그래서 선량한 사람들은 언제 어디서 당할지 몰라 낯선 사람이 접근할 때 경계를 늦추지 않습니다.

서울에서 임시 숙소에 살고 있기에 자주 주거지를 옮겨 다녀야 했습니다. 그러다 보니 산보 가는 공원도 자주 바뀌게 되었습니다. 지금 거주하는 지역에서 그리 멀지 않은 공원 가운데에 자연학습장이 있습니다. 거기에 있는 철 따라 다른 식물들을 보러 초등학생들 자주 단체로 오기도 합니다. 자연학습장을 끼고 도는 산보 길은 350m 정도로 우레탄이 깔려 있어서 무릎에 무리가 가지 않게 편하게 걸을 수 있어서 꽤 많은 사람들이 나와서 걷기 운동을 하고 있습니다. 저 역시 오후가 되면 그곳에 가서 걷기 운동으로 몸을 단련합니다. 2주 전쯤에 처음으로 그곳에 산보 갔을 때 휠체어를 타고 가는 할아버지와 딸처럼 보이는 40대 여인이 휠체어를 밀고 가는 것을 보았습니다. 지하철 사건 이후로는 장애인만 보면 제 심장 깊은 곳에서 올라오는 억누를 수 없는 친근감으로 마음에 발동이 걸려서 그냥 있을 수가 없었습니다.

그분들께 다가갔습니다.

"할아버님, 이렇게 좋은 날 나오셔서 바람을 쐬니까 기분이 좋으시지요."하고 반가운 표정으로 할아버지를 쳐다보며 말을 걸었습니다. 그러나 할아버님은 대답이 없으셨습니다. 그리고 휠체어를 밀고 가는 여인이 저를 쳐다보더니 잔뜩 경계심과 두려움을 품고 얼굴이 굳어 있는 채로 쏜살같이 휠체어를 밀고 앞으로 가버렸습니다. 지하철 사건 이후 처음으로 당해 보는 거부감 때문에 순간 멈추어서 그들의 뒷모습을 한창 바라보고 있었습니다.

인사하지 않아도 나무랄 사람 없고 선글라스를 벗을 필요가 없는 자유로운 서울입니다. 그러나 서울 사람들은 낯선 사람이 접근할 때 경계심을 품고 피하는 것이 상책이라고 여기는 것 같았습니다. 바로 그 도시인들의 단면을 제가 직접 보고 당한 것입니다. 사람으로부터 거절당하고 배척당하는 것처럼 당황스럽고 슬픈 일이 어디에 있을까요? 순수한 마음마저 의심하고 회피하여 달아나는 현대인들, '과연 누가 이렇게 만들어 놓은 것일까'라고 한참 생각에 젖어있다가 정신을 차렸습니다.

저를 피하여 먼저 가버린 그 부녀를 찾았습니다. 그 여인이 멀지 않은 곳에서 휠체어에서 그 할아버지를 내리게 하여 공원 안쪽 널따란 평상에 눕히시더군요. 그리고 거기 계셨던 할머니와 모녀 간에 벤치에 앉아서 대화를 하고 있었습니다. 저는 그들에게 다가가서 잠시 앉아도 되겠냐고 양해를 구했는데 그 여인과 할머니는 계속 경계심을 품고 대답을 하지 않으셨습니다.

"사실은 저도 이 할아버님처럼 휠체어를 타고 다녔습니다. 지금도 팔다리를 잘 쓰지 못하지요. 파킨슨병에 걸려서 휠체어를 타고 다녔을 때 그 심정을 잘 알기에 반가워서 할아버님께 인사드렸습니다."라고 하니 그제야 할머니와 여인은 얼굴에 엷은 미소를 띠며, "좀 앉으세요, 우리 남편은 치매라서 말을 못 합니다."라고 하셨습니다. 저는 파킨슨병의 위력을 새삼 실감하면서 "아, 그렇군요. 치매에 걸리신 지는 오래 되셨나요?"라고 했습니다.

"예, 오래됐습니다. 이 양반, 우리가 잘 돌봐줘서 그래도 이 정도지 아니면 벌써 저승 사람 되었을 것이요."
"아! 네. 할아버님께서 가족 복이 많으신 분 같습니다. 제가 잘 걸을 수 없었을 때 방 안에 있으니 너무 답답하더군요. 그런데 이렇게 휠체어를 타고 밖에 나와서 바람도 쐬고 나무와 사람들과 땅이 뒤로 지나가는 것을 보는 것이 어찌나 즐거운지 잊을 수가 없네요. 그러니 힘드시겠지만 할아버님을 자주 이렇게 모시고 나오셔서 휠체어에 태워 주세요. 말을 못 하시니 제가 그 심정 이해하여 말씀드립니다."라고 했습니다.

"고맙습니다. 짐작은 했지만 이렇게 직접 들으니 앞으로 더욱 잘해드려야겠다는 마음이 드네요."

그리고 사흘 후에 또다시 그 할머님과 따님, 그리고 휠체어 타신 할아버님을 만났습니다. 이번에는 오히려 그분들이 저에게 반가운 미소로 먼저 "안녕하세요"라고 인사를 건네셨습니다. 그 이후에 제가 다른 일로 공원에 며칠 동안 가지 못하게 되었습니다. 그러다가 어제 시간을 내어 공원에 갔는데, 휠체어 할아버지를 포함한 세 분을 만났습니다. 그 따님이 "오래간만입니다. 무슨 일이 있으셨나요?" 하면서 마치 고향 사람을 만난 것처럼 반갑게 인사를 하셨습니다. "예, 반갑습니다, 아이구! 할아버님 점점 더 젊어지시네요!"라고 하며 할아버지 손을 잡았더니, 할아버지의 무표정한 얼굴에 미소가 살아나고 있었습니다.

그 순간 할아버지 가족들의 경계심과 두려움을 푸는 데 한몫을 한 그 반갑지 않은 녀석에게 제가 속삭였습니다

"파병아, 정말 고맙구나."

고마운 파킨슨병 3

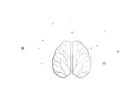

지난 화요일에 주치의 선생님과 예약되어 있어서 병원에 갔습니다. 그동안 혼자가 가기가 힘들 것 같아서 늘 보호자와 같이 갔지만, 이번에는 자신감이 생겨서 혼자 병원에 갔습니다. 그런데 차에서 내리자마자 약효소멸 신호가 오더군요. 힘겹게 길을 건너 병원에 도착하여 순서를 기다리는데, 점점 왼발 왼손에 감각이 없어지고 떨림이 심해져서 평소보다 30분 일찍 약을 먹었습니다.

면담 시간이 다가와도 손발에 약효가 올라오지 않더군요. 떨리는 손과 종종걸음으로 진료실 앞으로 가서 기다렸습니다. 제가 손을 떠는 것을 보고 옆에 계신 할머님이 안타까운 눈빛으로 보시더군요. 같은 환자이기에 느낄 수 있는 따뜻한 눈빛이었습니다. 차례가 되어서 종종걸음으로 진료실에 들어서니 주치의 선생님께서 놀라시는 표정이었습니다.

"어제저녁에 리큅피디를 먹는 것을 깜빡했습니다."

선생님께서는 "그렇군요, 다른 어려움은 없으신지요?"라고 했습니다.

"예, 약물 적응 잘 되는지 계속 관찰 중입니다."라고 했더니, "좋습니다"하고 지난번과 같이 처방해 주셨습니다.

다음 약속은 9월로 정하고 간호사를 기다리는 중에도 아직 약효 신호가 없었습니다. 떨면서 서 있는 저를 보고 환자 가족인 듯한 젊은 여인이 앉으라고 하면서 자기 자리를 비워주었습니다. 오늘은 제가 참 도움을 많이 받은 날입니다. 비록 육신은 힘들고 괴로웠지만 아름다운 사랑을 듬뿍 받은 날이니 또다시 "고마운 파병아"라고 속삭일 수밖에 없었습니다.

고마운 파킨슨병 4

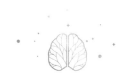

　지난주 수요일에 서울 생활을 접고 대전으로 내려왔습니다. 파킨슨병이 심해질수록 이사를 더 자주 다녀야 하니 인생살이가 만만하지 않습니다. 지난 9개월 동안 3번 이사했으니 3개월마다 이사를 해야 했습니다. 최희준 씨가 불렀던 "인생은 나그네 길~"이란 가사의 유행가가 요즘 들어 부쩍 실감나게 다가옵니다.

　서울에서 마지막 3개월 동안에 이전에는 평생 동안 만나본 적이 없었던 많은 분들을 산보 중에 만나게 되었습니다. 이미 '고마운 파킨슨병 ②'에서 소개해 드린 바 있는 휠체어 타고 다니시던 치매 걸리신 할아버님과 그 가족분들은 이제 저를 만나면 가족처럼 반가운 표정으로 반겨주십니다.

　60대 박 씨 어르신은 젊은 시절에 장사를 하시다가 장년 시절에는 아파트 수위로 일하셨답니다. 그러다가 뇌경색이 와서 이제 그만두시고 자전거로 공원에 매일 출근하시는데, 발병 초기에 걷지도 못하시다가 꾸준히 걷기와 자전거 타기를 하고 계십니다. 지금은 천천히 걸을 수밖에 없으시지만, 그래도 절뚝거림 없이 걸으시니 얼마나 다행한지요. 조용하고 말이 없으신 편이지만 저를 보시면 그 반가운 눈에 빛이 나면서 약값은 많이 들지 않느냐고 걱정해 주셨습니다.

재경부의 공직자로 계시면서 일본으로 골프 여행을 가셨다가 뇌경색이 와서 일본병원에 입원하셔서 혼이 나셨다고 하시면서 사모님과 거의 매일 공원에 오시는 60대 조 씨 어르신. 오른발과 오른손에 마비가 와서 걷기가 불편하셨습니다. 그래도 열심히 걸으시려고 애쓰시는 모습을 보니 안쓰러워 제가 다가가서 말을 거는 순간 너무 놀라 하셨는데, 아마도 걷기에 집중하고 계시다가 갑자기 소리가 들리니 놀라셨던 모양입니다. 제가 그분과 보조를 맞추어 천천히 걷는 것이 미안해서 저보고 빨리 걸어가라고 하시는, 다른 사람에 대한 배려가 깊으신 분입니다. 온화하신 얼굴과 밝은 미소, 어눌한 말씀이 그립습니다.

비가 오는 날, 제가 어디가 편찮으시냐고 여쭈니 약간 왼쪽 다리를 약간 저시면서 쾌활하게, "나는 종합병원이야 안 아픈 데가 없지. 고혈압 당료, 관절염…" 하시던 80대 중반의 전직 내과 의사셨던 할아버님. 비 오는 날 산보하시는 분은 보통 분들이 아닌데요? 하니 "이 병은 전천후로 움직여 줘야 하지. 먹는 약이 하루에 20정이 되는데 15년간 먹었지만 별로 부작용이 없는 것 같아." 하시면서 허허 너털웃음을 웃으시면서 의사답게 제 병에 대하여 많은 조언을 해주시더군요. 환자분 중에서 제일 빨리 걸으셔서 저의 보통 걸음으로 걸으며 이야기를 나누었던 유일한 분이었습니다.

건축업을 하시다가 뇌경색이 와서 그만두시고 자주 공원에 나오시며 왼발을 절뚝거리시지만 건장한 60 후반 강 씨 어르신. 검은 피부와 건장한 체격에 윤곽이 뚜렷한 얼굴 때문에 처음에 말을 걸기가 부담스런 느낌이 들어서 제가 머뭇거렸던 분이지요. 그런데 말을 붙여보니 의외로 따뜻한 미소로 반겨주시며 저의 병을 물어보시면서 관심을 보이시더군요. 자신보다 월남에서 고엽제에 노출되어 노년에 신장 투석으로 고생하는 동생을 먼저 걱정하는 책임감이 강한 형님의 모습을 보여주셨던 분입니다.

뇌출혈로 쓰러지셔서 병원에만도 25개월을 계시다가 의사가 포기했지만, 기적적으로 회생하셔서 지팡이에 의지해서 공원 한 바퀴 돌고 또 휠체어에 쉬셨던 80대 유 씨 할아버님. 기적적으로 회생하셔서 그런지 가장 정신력이 강해 보이셨습니다. 자녀에 대하여 묻자, 큰아들은 현대자동차 간부로 중국 지사장으로 있고, 작은아들은 영화배우며, 막내딸은 학교 교사라고 하시곤 자식 생각에 눈을 감으시더군요. 영화배우는 제가 아는 사람일 수도 있겠다는 생각이 들어 이름을 물었더니 제가 본 영화에서 나오신 분이더군요. "교회의 장로님이신데 어떻게 아들이 영화배우 되겠다는 것을 찬성하셨나요"라고 물으니, "그렇지 않아도 대학 연극영화과에 지원했을 때 등록금을 주지 않았는데 걔가 너무 가고 싶어서 친구한테 빌려서 등록금을 내었더군요. 나중에 내가 갚아 주었지요. 아들이 너무 좋아하니까 말릴 수 없더군요."라고 하셨습니다. 얼마 전에도 뵈었는데 할아버님께서 호주머니 속에서 뭔가 꺼내어 제 손에 쥐어 주셨습니다. 먹는 잣이었습니다. 할아버님의 따스한 온기를 느끼면서 잣을 맛있게 먹으며 같이 산보를 하였습니다. 그리고 이름도 신분도 잘 모르지만 대화를 나누었던 많은 분들…. 모두들 이제 그리운 얼굴들이 되어버렸습니다.

그분들을 만날 때 저도 모르게 제가 가지고 있는 육체적 장애-손 떨림, 발이 얼어붙는 것, 손발이 뻣뻣하게 굳어오는 것- 등을 자연스럽게 이야기하게 되었습니다. 모두들 자기 일처럼 진지하고 같이 아파하는 마음으로 들어 주었습니다. 게다가 가족 간에 일어나는 남에게 이야기하고 싶지 않은 일들도 그냥 흘러나오듯 이야기하게 되더군요. 그런데 신기한 것은 이런 응어리진 이야기를 하고 나면 그렇게 속이 후련하고 가벼울 수 없습니다. 어쩌면 친한 친구에게는 가벼운 경쟁심리로 좋은 일만 이야기하려고 할 때가 많은데 오히려 장애인 어른들에게는 아무것도 숨기고 싶은 마음 없이 그저 털어놓게 되어서 속이 더 시원한지도 모르겠습니다. 제 이야기를 그렇게 자기 일처럼 열심히 들어주시고 저의 마음을 아무런 조건 없이 그대로 받아주시니 저는 산보를 마치고 돌아올 때마다 생의 활기를 가지게 되었습니다.

과거의 저는 지식과 권력과 힘과 재능과 좋은 배경을 가진 사람들 앞에서 잘 보이려고 억지로 자신을 치장하며 연극을 하고 살아 온 것 같습니다. 그러나 그런 분을 만나면 한쪽 구석에는 늘 긴장과 스트레스와 억눌림과 우울함이 도사리고 있었습니다. 그런데도 젊은 시절 어떻게 하든지 나보다 가진 것이 더 많은 사람들과 좀 더 친하기 위해서 발버둥 치며 살아왔고, 또한 다른 친구들에게 제가 그들과 잘 알고 지낸다는 것을 목에 힘을 주어 은근히 알리면서 자신의 자존감을 채워 왔습니다. 그러나 힘을 가진 사람을 만날 때마다 저는 내면에서 흘러나오는 열등감과 자괴감을 떨칠 수 없었습니다.

지난 몇 달 동안에 알게 된 장애자 어른들을 통하여 저는 힘을 붙

잡으려고 살아온 세월이 얼마나 허망한 삶이었는지 깨닫게 되었습니다. 처음에는 공원에서 절뚝거리며 걷고 있는 그들에게 도움의 손길을 주고픈 마음에서 다가갔지만, 시간이 지나면서 그분들은 저에게 억만 금으로 살 수 없는 귀한 평안과 위로, 어루만지는 마음으로 인생에서 가장 소중한 것이 무엇인지 가르쳐 주었습니다. 그것은 돈, 명예, 지식, 능력, 권력, 건강도 아닌, 바로 조건 없이 주는 따뜻한 마음이었습니다. 신비로운 것은 이런 마음이 야망을 포기할 수밖에 없는 신체적 장애를 가진 사람들로부터 나온다는 사실입니다.

대전으로 내려와도 건강하고 재능을 많이 가진 사람보다 장애자 어르신들이 보고 싶고 그리운 것은 이제 제가 진정으로 철이 든 때문일까요? 그렇다면 그렇게 많은 장애인 어르신들을 만나서 저를 철들게 한 파병이 그저 고마울 뿐이지요.

파킨슨병과 행복

우리 파병환자들이 처음 파킨슨병이란 진단을 받았을 때 불치병이란 사실에 충격을 받습니다. 병이 점점 깊어가서 육체적인 활동에 제한을 받기 시작할 때 누구든지 불행하다고 여깁니다. 우리가 건강을 잃었을 때는 몸이 정상으로 회복되는 것이 가장 큰 행복이라고 여기지만, 실상 건강한 사람에게 행복하냐고 물어봐도 소수의 사람만 그렇다고 대답할 뿐입니다. 그렇게 따지면 우리 파병환자는 행복하기가 너무 힘든 조건에 살고 있다는 점을 인정하게 됩니다. 현재로는 마땅한 치료약이 없고, 병은 점점 진전되어가며, 참으로 앞길이 막막하고 답답하여 비관적인 마음이 들거나 아니면 그냥 현실을 그대로 받아들이고 그저 하루하루 무덤덤하게 살아갑니다.

그러면, "과연 우리 파병환자는 행복해질 수 없는 것일까?"라는 질문을 던져 봅니다. 행복이란 단어는 우리 인생에서 너무도 중요한 것이니까요.

인생을 살면서 가장 행복했던 시절이 언제였을까라고 생각해 보면 모두들 첫사랑을 회상하지 않을까 싶습니다. 생각만 해도 가슴 설레고

온 세상이 핑크빛으로 아름답게 보여서 이 세상에서 가장 행복한 사람이라고 생각했습니다. 또한 어린아이가 태어났을 때의 그 신비함 역시 우리에게 큰 행복을 안겨 주었습니다.

이 두 가지 행복의 공통점은 바로 사람과의 관계 속에서 흘러나온다는 것입니다. 행운권 당첨이나 재미있는 영화를 보는 것은 자신만의 만족에서 나오는 것이기에 그 기쁨이 오래가지는 않습니다. 그러나 사람과의 관계 속에서 흘러나오는 행복은 차원이 다른 것입니다.

하지만 아쉽게도 그런 첫사랑은 우리 몸속 화학 물질의 작용인 결과, 한 번으로 그 기회는 끝납니다. 출산의 행복 역시 아이를 무한정 많이 나을 수 없기에 우리는 그런 행복을 계속 누리지 못합니다. 첫사랑과 결혼을 해도 행복이 상대방에 대한 실망과 원망으로 변하곤 합니다. 태어났을 때 그렇게 귀엽던 아이도 속을 까맣게 태우는 미운 일곱 살이 됩니다. 인간에 대한 장밋빛 환상이 깨어지면서 우리는 현실로 돌아와서 첫사랑에 대한 환상만 간직한 채 체념하고 살아갑니다. 모두들 자신이 가지고 있는 고집스런 자아나 자존심을 세우기 바쁘기에 우린 관계 속에서 행복을 누리지 못하고 살아갑니다. 그런데 간혹 우린 독거노인이나 소녀가장 혹은 중증 장애인을 보면 나도 모르게 동정심이 발동하여 측은한 마음이 들어서 일시적인 도움을 주거나 봉사를 하기도 합니다. 봉사하는 사람은 마음이 뿌듯하여 돌아옵니다. 그러나 동정심만으로는 도움을 받는 사람들의 마음을 절대로 움직일 수 없습니다. 물질적으로 도움을 받아 겉으로는 고마워하지만, 결코 마음을 주지 않습니다. 왜냐하면 동정심은 그들의 자존심을 건드리니까요.

그러면 그들의 마음을 움직여서 우리가 진정한 관계의 행복을 누릴 수 있는 길이 없을까요?

놀랍게도 그런 행복을 맛볼 수 있는 길이 있는데, 그러려면 반드시 고통과 아픔의 문을 통과해야 합니다. 그래야만 그들의 마음의 키에 우리가 낮아져서 그들을 보면 동정심이 아닌 따뜻한 친밀감이 생깁니다. 오직 이런 친밀감만이 그들의 마음을 움직입니다. 그런데 우리 파병환자들은 이미 모양과 크기는 다르지만 이미 고통의 문을 통과한 사람들입니다. 이 문을 통과해야 약한 사람에 대한 애틋한 마음을 가지게 됩니다. 이것이 바로 행복의 시작입니다. 연애시절 생각나시지요. 그저 사랑하는 사람에게 모든 것을 주어도 아깝지 않아서 하늘의 별도 따다 주고 싶다고 할 정도였지요.

마찬가지로 연약한 사람에 대하여 애틋한 마음이 발동하면 그저 다가가서 도와주고 싶게 됩니다. 그러나 연약한 사람을 돕는 흉내만 사람들이 있는데, 선거철만 되면 앞치마 두르고 밥을 나르거나 연탄을 나르는 정치인들이 대표적입니다. 그러나 그들은 결코 행복한 사람들이 아닙니다. 왜냐하면 애틋한 마음에서 출발한 순수함이 결여되어 있기 때문입니다. 마치 회장 딸을 돈 때문에 거짓으로 사랑하는 불순한 청년과 같지요. 그런데 우리 파병환자들은 자동적으로 약한 사람을 보면 남다르게 느껴지니 우리가 축복받은 사람입니다. 정상인들은 결코 가질 수 없는 그 순수한, 애틋한 사랑, 바로 이것을 우리는 고통 가운데 얻게 된 것입니다.

그러나 그것이 생각이나 상념으로 끝난다면 그저 한순간의 감상에 불과합니다. 아름다운 이상이 삶으로 연결되지 않으면 허공의 메아리입니다. 그런데 이 고통의 문을 통과한 우리 파병인들은 행복의 문을 향해 가기 위해서 그냥 앉아있지 않습니다. 카페에 올린 '고마운 파킨슨병 ①'에서 시각장애인을 보자마자 자연스럽게 달려갔던 발걸음이 제게는 행복의 문으로 향하는 첫걸음이었습니다. 식사 때 손을 떨어 보고, 휠체어를 타면서 장애인의 고통을 느껴보았기에 저는 시각장애인에 대해 애틋한 마음으로 다가갈 수 있었고, 그것으로 인하여 진정한 행복이 무엇인지 알게 되었습니다. 그것을 모르고 살았던 과거가 얼마나 어리석었는지에 대한 회한의 눈물을 흘리게 된 것입니다. 우리의 행복은 여기서 끝나지 않습니다. 우리의 행복은 다른 사람의 인생을 변화시킵니다. '고마운 파킨슨병 ②'에 소개된 분은 9년 동안 중풍으로 세상과 자신의 운명을 원망하며 살아왔습니다. 그러나 그분은 중풍의 고통이 행복을 안겨줄 수 있음을 알게 되어 삶의 의미를 찾게 됩니다. 이 사건은 파병이 행복을 전파하는 힘이 얼마나 큰지를 우리에게 증명하고 있습니다.

그러나 우리의 순수함은 세상의 각박함 앞에 브레이크가 걸립니다. 그래서 순간 낙심도 되지만 행복의 샘은 넘칠 수밖에 없습니다. '고마운 파킨슨병 ③'에서 순수함을 외면하고 달아나는 여인은 결국 마음을 열고 행복의 문에 들어서게 됩니다. 파병은 이처럼 닫힌 마음의 문을 열게 하는 힘이 있습니다.

3번에 걸친 저의 고마운 파킨슨병 이야기는 무슨 영웅적이고 장한 선행담을 소개하려는 것이 아닙니다. 우리 파병환자들이 모두 이미 가지고 있는 행복의 줄을 당기기만 하면 우리는 행복한 삶을 누릴 수 있다는 메시지를 전해주는, 그저 부분적인 삶의 단면을 보여줄 뿐입니다. 우리 모두는 고마운 파병의 삶을 살 수밖에 없는 운명에 놓여있는 것이지요. 그러니 행복할 수밖에 없습니다. 그래서 우리는 각자 다른 환경 속에서 고마운 파병을 즐기고 사는 행복한 사람임을 보여주어 육신의 건강을 잃음이 결코 불행한 일이 아님을 증명해야 합니다. 왜냐하면 이것이 진실이기 때문입니다.

만약 우리가 이렇게 살아간다면 그 결과로 오는 유익함이 어떤 것인지 살펴보겠습니다. 흔히 파병에서 중요한 3가지는 약, 운동, 마음 다스리기입니다. 그중에서 제일 중요하고 힘든 것이 마음 다스리기입니다. 마음 다스리기가 중요한 이유는 마음이 행복하고 기쁘면 도파민 생성과 면역기능 강화, 그리고 신경세포 간의 원활한 소통이 이루어져 병의 진행을 완화해 건강한 삶을 살아가기 때문입니다.

아래 내용은 올해 5월 5일 자《서울경제신문》에 실린 기사입니다.

병든 사람을 바라보는 것만으로도 면역력이 높아진다는 연구 결과가 나왔다.
캐나다 현지 헬스데이 뉴스는 29일 브리티시 컬럼비아 대학의 마크 샐러 (Mark Shaller) 박사의 연구 결과를 인용, 이같이 보도했다.
신문에 따르면 일단의 실험참가자들에게 천연두, 두창 등을 앓은 자국이 있는 사람, 콧물을 닦아내는 감기환자, 재채기를 하는 사람 등의 모습을 담은 슬라이드와 자신을 향해 총을 겨누는 슬라이드를 보여주고 혈액 샘플을 채취해 면역력을 측정한 결과, 병든 사람 모습을 보았을 때가 자기에게 총을 겨누는 사람을 보았을 때보다 면역력이 현저히 높아진 것으로 나타났다고 밝혔다.

그냥 동정심만 가져도 면역력이 높아지는데, 행복한 마음을 가지면 그 결과가 어떻겠습니까?

그러나 약 먹기와 운동은 조금만 노력하면 되지만 마음 다스리기는 쉽지 않습니다. 마음은 내 마음대로 조종하기가 힘듭니다. 그래서 파킨슨 강좌마다 웃음치료가 등장합니다. 웃음치료는 도움은 되지만 약간 억지와 어색함이 동반됩니다. 그리고 자신에 초점을 맞추는 점에서 상품권 당첨과 같은 일시적 효과 정도입니다. 그러나 약자에게 향한 따뜻한 마음은 관계 속에서 흘러나옵니다. 마치 연애시절로 돌아간 듯한 폭발적인 사랑의 힘이 있습니다. 항상 약자에 대한 따뜻한 배려와 애틋한 마음으로 살아가신다면 도파민 생성과 면역기능에 얼마나 큰 영향을 미칠지 상상하기 어렵습니다.

파병환자는 약 기운이 돌면 정상인으로 돌아옵니다. 그럴 때 우리는 약한 자를 돌아볼 수 있는 능력이 있어서 행복합니다. 또한 약 기운이 떨어지면 장애자가 됩니다. 그럴 때 우리 주위의 사람들에게 환자로 보이게 하는 기회를 주어서 그들에게 면역력을 키워주게 하니 또한 행복합니다.

우린 반갑지 않은 손님인 파병과 상당히 오랜 기간 같이 살아야 합니다. 그런데 반갑지 않은 손님이 이렇게 큰 선물을 안겨다 주었으니 이제 우리 생활 속에서 모두 고마운 파병을 친구삼아 행복한 사람임을 보여주는 것이 당연하지 않을까요? 그래서 또 다른 고마운 파킨슨병 이야기 시리즈가 쉼터 환우분들에 의하여 삶의 현장에서 어떻게 써질지 벌써부터 가슴이 설렙니다.

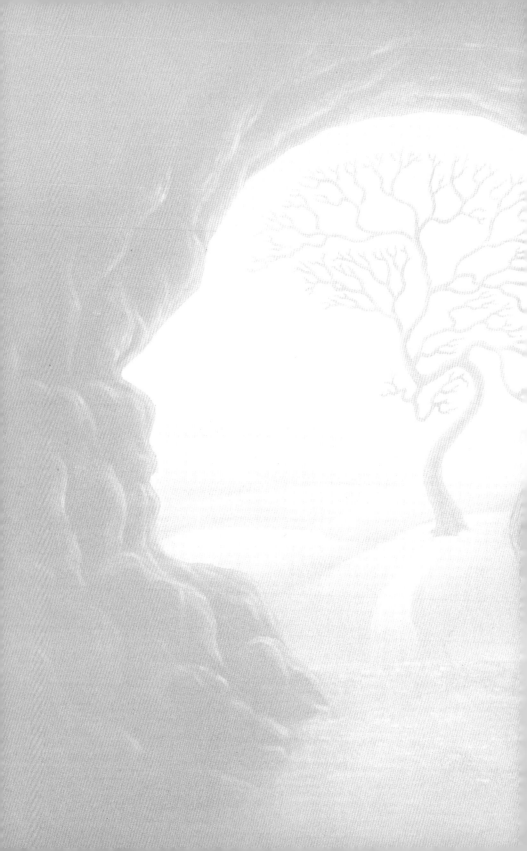

일상(日常)과
이상(異常)의 밀당

파킨슨과 나

-도파민이 부족해도 행복합니다-

2년 만에 찾아간 이발소

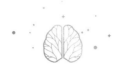

쉼터 가족 여러분 안녕하세요. 소식이 뜸하였습니다.

이곳에 도착한 지 한 달이 되었습니다. 그동안 이사하고 정착한다고 정신없이 보내다가 머리가 너무 길어서 더이상 거울 보기가 민망하여 이발소를 향했습니다. 버스나 택시를 타고 가야 하는 거리지만 파병 환자는 이발한다고 운동시간 놓치면 리듬이 깨지기 때문에 30분 되는 길을 걸어갔습니다.

오래간만에 만난 현지인 이발사는 반갑게 맞이했습니다. 떠날 때 제대로 인사를 하지도 못하고 급하게 이 땅을 떠나는 바람에 많이 궁금했던 모양입니다. 한국 돈으로 2,000원에 머리 감겨주고 앞 면도까지 해주는 이발소입니다. 한국에 있는 동안에 자기 이발소를 마냥 그리워하시 않았냐고 말을 걸었습니다. 2년 동안 제대로 수염을 깍지 못했다고 맞불을 놓았습니다. 기분이 좋은지 이발이 끝날 때까지 싱글벙글했습니다.

그러나 이발 도중에 이상운동 현상이 나타나서 머리를 움직이지 말라는 경고를 몇 번 받았습니다. 다행히도 제 손과 발을 모두 이발소 가운으로 덮고 있어서 제가 양손을 꼭 잡고 몸을 움직이지 않으려고 애쓰는 모습은 보지 못했습니다.

드디어 머리의 가위질이 끝나고 면도날을 제 얼굴에 대는 순간, 무사히 끝날 수 있기를 기도했습니다.

이상운동은 이곳까지 따라와서 저를 괴롭히고 있었습니다.

한국에서 받지 못한 서비스를 이곳에서 받고 싶어서 막상 시도했지만 '너무 무모하지 않았는지'라는 생각이 들기도 했습니다. 그러나 원래 모험을 좋아하는 저인지라 끝까지 밀어붙였습니다. '면도를 하나 안 하나 같은 가격인데…'라는 생각과 그동안 옛날 시골 이발소에서 면도해 주던 아련한 기억이 생각나서 도저히 뿌리칠 수 없는 유혹(?)이었습니다.

면도날이 저의 턱과 입술 그리고 코 밑을 지나는 순간마다 움직이지 않으려고 혼신의 힘을 다했습니다. 현지인 이발사는 신이 나서 자기 나라 자랑을 하고 있었습니다.

그 순간만은 그의 말이 귀에 잘 들어오지 않았고 단지 빨리 면도가 끝나기를 기다렸습니다. 15분 만에 면도는 끝나고 이발하는 시간은 50분 정도 걸렸습니다. 실로 스릴과 여유가 함께한 이발이었습니다. 돌아오는 30분 산보 길은 산들바람과 함께 상쾌한 발걸음으로 휘파람 불면서 올 수 있었습니다.

직장으로 복귀합니다

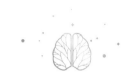

존경하고 사랑하는 쉼터 가족 여러분,

저와 저의 가족은 내일 인천공항을 통하여 출국하여 근무하던 직장에 복귀합니다. 그동안 한국에서 마땅한 거주지가 없어서 1년 반 동안에 이리저리 옮겨 다니기를 7차례나 하면서 집 없는 분들의 서러움을 뼛속 깊이 체험하였습니다. 환자의 몸으로 이렇게 자주 이사하는 일이 쉽지는 않았습니다. 그러나 그런 와중에도 쉼터에 와서 많은 위로를 받았고 귀한 교제도 할 수 있었습니다.

출국 준비와 가정 사정으로 인하여 최근 몇 달은 쉼터를 자주 찾아뵙지 못했습니다. 그동안 쉼터에 올린 글을 통하여 여러분들과 교제할 수 있어서 참으로 의미 있고 기쁜 시간이었습니다.

파병 9년 차에 직장 복귀는 쉬운 일은 아닙니다. 그러나 우리 파병 환자도 직장생활의 가능성에 도전함으로써 초파 분들께 희망을 안겨 드리고 싶군요.

기도하여 주시기를 부탁드립니다.

그리고 쉼터의 전, 현 지기이신 O.K 님과 문경애 님의 수고에 감사드립니다.

댓글로 늘 아낌없이 격려하여 주신 마리아 님, 큐트맘 님, 요가짱 님, 님바라기 님, 연꽃향 님, 현수정 님, 탐구자 님, 소망 님, 푸른숲 님, 유연 님, 큐정이 님께 감사드립니다.

아쉬운 것은 쉼터의 남성분들과 만남의 기회를 가지고 못하고 떠남입니다. 특별히 아빠 님과 관악산방 님, 그리고 1012302 님께 죄송합니다. 다음 귀국 때는 기회가 있기를 기대합니다.

제 인생에서 가장 귀한 시간을 보낸 이 쉼터가 계속해서 좋은 만남의 장이 되기를 희망합니다. 쉼터 가족 여러분들의 건강과 행복을 기원드립니다.

감사합니다.

잘 도착하였습니다

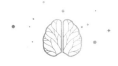

카페 쉼터 가족 여러분,

격려의 말씀과 따듯한 희망의 말씀 주서서 감사합니다. 한 분 한 분께 답장드리고 싶지만 그러지 못함을 용서하십시오.

저와 저희 가족은 이국땅에 무사히 도착했습니다. 저의 인생의 황금기를 바친 이 땅에서 이제는 파병과 싸우며 학생들을 가르쳐야 하는 운명이 되어버렸습니다.

다행히 날씨가 한국보다 선선하여 매일 등에 땀을 흘리며 잠을 잤던 한국보다는 잠을 잘 잤습니다. 어제 첫 수업을 위해서 일어난 후 얼마 지나지 않아서 100㎎ 마도파를 복용해 우선 몸을 작동시켜야 했습니다.

그리고 한 시간 후 다시 스타레보와 마도파를 먹고 가야 했습니다. 오전 약이 오후로 연결이 잘되어야 하는데, 이제는 아침에만 250㎎을 먹어야 연결이 되는군요.

한국에 있을 때는 고통스럽지만 그래도 참으면서 아침 8시까지 버티며 150㎎으로 오전을 넘겼지만 역시 직장생활은 약을 추가하게 만듭니다.

첫 수업에서 학생들의 눈빛과 마주치면서 그동안 그렇게 애타게 서고 싶었던 강단에 섰습니다. 다행스럽게 이상운동도 아주 미약해서 표가 나지 않았고 인지능력도 옛날과 차이가 없어서 한 맺힌 강의를 시작하여 잘 끝냈습니다.

한때 이 대학 최고의 강의 교수로 이름을 올린바 있는 저이지만, 이제 파병이란 복병을 잘 구슬려가면서 시간 싸움을 해야 하는 장애인으로서 직장생활을 유지하는 입장으로 바뀌었습니다.

그러나 첫 강의에서 반짝이는 학생들의 눈빛과 밝은 미소가 저의 마음의 한을 씻어 주었습니다.

아직 이삿짐 정리로 정신이 없는 상황이지만, 쉼터 가족 여러분들의 댓글과 답글을 보고 적지 않을 수 없어서 우선 급한 답변부터 드립니다.

파병 환우들에게 힘과 희망을 주는 살 수 있도록 최선을 다하겠습니다

다시 한번 쉼터 가족 여러분들의 사랑에 감사합니다.

약을 바꾸었습니다

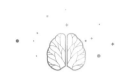

그동안 사랑방이 좀 뜸했지요. 개인적인 사정으로 카페에 잘 들르지 못했습니다. 한동안 글과 담을 쌓았더니 쓰기가 어색하군요.

우선 급한 것부터 말씀드리겠습니다. 그동안 계속 복용했던 리큅피디 8㎎이 최근 들어서 효능이 좀 떨어져서 오프 시간이 무척 힘들고 레보도파 시간도 짧아졌습니다. 그래서 정기검진 시간 2주를 앞두고 주치의 선생님을 만나서 미라펙스로 바꾸어 시도하겠다고 말씀드렸더니 흔쾌히 동의하셔서 미라 1.5㎎을 시도했습니다.

첫날은 약간 머리가 아프고 멍한 기분이었습니다. 그러나 둘째 날부터는 적응이 되어서 잘 먹고 있습니다. 효과는 조금 나은 것 같습니다. 원래 피디와 미라가 D2 D3 수용체에 저용되는 약이라 성질이 비슷해서 많이 기대는 하지 않았지만, 오프 시간에 지내기가 조금 수월해졌고 스타레보 시간이 좀 길어져서 도움이 되었습니다.

거의 2년 가까이 먹어온 리큅피디와 작별하고 이제 미라펙스와 시간을 보내고 있습니다. 그렇다고 미라가 리큅피디보다 우수하다는 의미는 결코 아닙니다. 약의 내성 그리고 환자에 따라서 반응이 다를 뿐이지요.

다른 분께 참고가 되시기를….

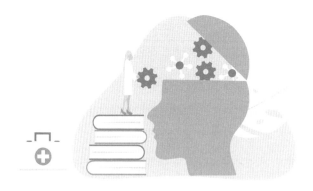

나는 과연 어떠한 사람일까요?

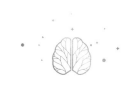

우리는 어떠한 존재인가를 생각해 보신 적이 있으신지요?

먼저 우리는 파킨슨병 환우 아니면 환우 가족입니다. 환우인 경우에 가장 큰 고민은 과연 내가 일어서지 못하고 못 움직일 때 우리들의 자녀들은 나를 어떻게 할 것인가에 대하여 모두들 민감해집니다. 모두들 피하고 싶고 언급하기 싫은 주제이지만, 누군가가 반드시 다루어야 할 토픽이기 때문입니다.

나의 오랜 절친인 지구촌 님에 의하면 그와 나의 파병 친구들은 대부분 요양병원에 있다고 합니다. 내가 그의 주장을 무시할 수 없는 이유는 그가 수천 명의 환우를 찾아다니며 자신의 사재를 털어서 어려운 환우를 돕는, 그야말로 어떤 면에서 파킨슨병의 페스탈로치이기 때문입니다. 그는 약만 처방하는 것이 아니라 환우들이 정신을 치려야 한다고 매번 조언하며 정신 차리지 않은 환우들에게 일침을 놓습니다.

여기서 우린 우리 자신이 어떠한 존재임을 알아야 합니다.

우린 쉽게 도구주의나 실용주의에 입각하여 우리가 스스로 이동이 불가능해질 때 자신이 쓸모없다는 생각을 먼저 하여 아이들에게 짐이 되는 존재로 쉽게 단정해버립니다. 이것이 바로 실용주의나 도구주의의 맹점입니다. 이런 데 빠지게 되면 이 세상의 모든 사물을 두 종류로 분류됩니다.

쓸모 있냐 없냐의 두 가지입니다.

그러나 이것은 가장 잔인한 철학이고 형이상학이기에 우린 실용주의와 도구주의를 현대 사회에서 가장 경계해야 할 사조로 보아야 합니다.

이런 사조의 시발점에는 모든 세상은 돈이 지배한다고 믿는 거짓된 환상에서 오는 가치관이 자리하고 있습니다.

· 이런 사조에 빠지면 우리가 결코 돈으로 설명하거나 해석할 수 없는 사랑이나 친인척 관계를 돈으로 환산하기 시작합니다. 그러면 급기야는 현대판 고려장이 등장합니다. "씨 뿌린 대로 거둔다."라는 자연법칙을 그대로 답습하여 우리가 우리 부모를 요양병원에 보냈다면 바로 이것을 보고 배우고 자란 우리의 자녀들이 우리를 요양병원에 보낸다는 사실을 기억해야 합니다. 이것이 바로 현대판 고려장이고 현실입니다.

이런 도구주의나 실용주의 사상에서 우리가 벗어나지 아니하면 우리의 삶은 노년에 불행해질 것이 분명합니다. 이러한 딜레마를 어떻게 풀어야 할지 우린 지금부터 심각하게 고민해야 합니다.

다음 글에서는 그 해결책을 생각하는 시간을 가질 것입니다.

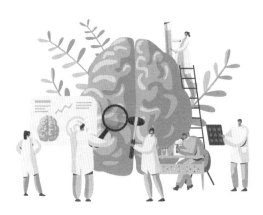

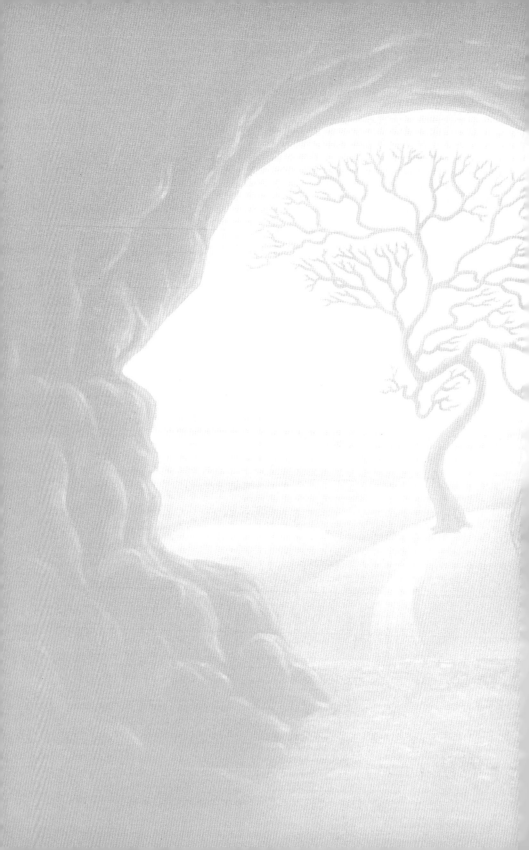

:: **제4장** ::

파킨슨과의 동행

파킨슨과 나
-도파민이 부족해도 행복합니다-

관성을 이기자

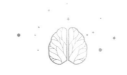

정신적, 영적인 관성은 절제의 덕목을 상하게 합니다.

어린 시절 우리는 관성에 패하고 후회한 적이 한두 번이 아닐 것입니다. 이런 관성에 이기기 위해서는 피해야 할 단어가 있습니다. 즉 '조금만 더'라는 말이 우리를 게임이나 우상에 빠져들게 합니다.

어린 시절 게임에 빠져들 때마다 이것이 마지막 동전이기를 바라고 시작한 게임이 해가 저물도록 게임기와 씨름했던 적이 한두 번이 아니었습니다. 남성의 유전자 속엔 도박과 행운에 목숨 거는 인자가 숨어있는 것 같습니다. 이에 비하여 여성은 우상에 빨려드는 인자가 숨어있는지 스타가 지나가면 그냥 두지 않습니다.

지금 초등학생을 둔 부모들은 한바탕 게임중독과 우상중독으로 인하여 집집마다 홍역을 치릅니다. 이 원수 같은 게임과 우상중독은 인간이 가지는 관성에 의한 것이고 절제를 망가뜨리는 것임을 알게 되면 그때는 이미 타이밍이 늦어버리기 일쑤입니다. 즉 공부를 해야 된다는 것을 깨닫는 순간에는 나를 꾸짖던 분이 계시지 않는 사실이 우리를 슬프게 합니다.

관성이 물리계에 존재한다는 의미는 자연계를 지배하고 있는 힘이 얼마나 큰 것인지, 그리고 그를 격퇴하기보다는 존재를 인정하고 더불어 같이 사는 지혜를 배우는 쪽으로 방향을 전환하는 것이 더 현명한 방법이 아닌지 생각하게 합니다.

감성과 EQ가 발달한 학생들은 학교에서는 시들시들하지만, 방과 후에는 유튜브에 열광합니다. 관성을 잘 이기지 못하는 시대가 도래하였음을 알리는 신호탄 같습니다. 학점과 성적에 멍든 학생들이 대접받는 때가 바야흐로 다가왔음을 느끼며 적어 본 단상입니다.

비과학적 치료법

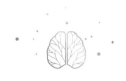

오래간만에 카페에 들어와 보니 카페가 온통 비과학적인 치료법으로 도배되어 있습니다. 마치 봇물 터진 둑처럼 그동안에 제대로 답변하지 못한 기존 치료법이 우후죽순처럼 난립하여 어지러울 정도입니다.

여기서 과학적이라는 말은 다른 사람이 그 실험을 해도 항상 같은 결과가 나오는 현상을 의미합니다. 그러한 결과로 우린 과학을 신뢰하고 소통합니다.

여기서 주치의 역할은 매우 중요합니다. 특별히 환자가 듣지도 보지도 못한 방법을 사용하려고 할 때 환자 이야기를 잘 들어주고 새로운 방법이 어디서 어떤 역할을 하는지를 스스로 판단해서 환자들의 경제적, 사회적, 논리적 상황을 고려하여 조언을 해주어야 합니다. 그런데도 주치의로부터 속 시원한 답변을 듣지 못하면 결국 환자는 대체품을 찾아 나서게 됩니다.

시중에서 떠도는 책 중에서 《파킨슨병 치료 이렇게 하면 낫는다》라는 게 있습니다. 책 제목부터가 사기성이 농후해 보이는데도 환자들은 건강한 파킨슨 책 대신에 사기를 치고 있는 책을 삽니다. 책의 내용을 읽어보면 별로 특별한 내용은 없습니다. 책대로 따라 하면 언젠가 악화의 길로 접어들 환우를 속여서 마치 그대로 따라 하면 완치될 것처럼 속이는 자는 교도소로 보내야 합니다.

아울러 서양에는 위약효과라고 치부하는 현상을 마치 끈기와 인내심 부족으로 돌리는 현상을 조심해야 합니다. 카페에 올라오는 글 가운데 이런 방법을 쓰니까 효과가 있더라고 하는 귀납식 치료법은 혁명적, 영웅적 전기를 읽는 듯하지만, 원래 영웅이란 극히 소수라서 안타까울 뿐입니다. 지푸라기를 잡는 심정을 왜 이해 못하겠습니까? 다만 효과가 없는 것이 당연함을 인식해야 합니다. 원래가 그런 것입니다.

▎재활과 임상시험

재활 치료사들은 이구동성으로 환자들 중에서 가장 까다롭고 말을 잘 듣지 않는 환자들이 바로 파킨슨병 환자라고 합니다.

그 이유는 바로 신데렐라 신드롬 때문입니다. 도파민이 공급되면 마치 마법에 걸린 신데렐라처럼 자신이 환자라는 사실을 잊고 자기가 제일 가고 싶고 하고 싶은 것을 찾아다닙니다. 마법에 걸린 순간에는 재활이나 헬스를 하고 싶지 않게 됩니다. 그 결과 재활이나 운동 프로그램에 적극적이지 않은 경향을 보입니다.

반면에 뇌경색이나 뇌졸중 환자들은 목숨을 걸고 재활에 임합니다, 그 이유는 파킨슨병과는 달리 평소에 마법 같은 '온' 상태를 경험해 보지 않았기 때문입니다. 그들은 피눈물을 흘리며 재활에 임하여 조금씩 관절과 근육이 회복되어 원하는 동작을 할 수 있게 됩니다.

또한 임상시험에 파킨슨 환자들은 상대적으로 적은 환자들이 지원한다고 합니다. 그러나 루게릭 같은 희귀성 난치병에 대한 임상시험에는 환자 수가 상대적으로 적음에도 불구하고 임상 지원자가 차고 넘친다고 합니다.

이러한 현상이 생기는 이유는 '온(약효 지속)' 상태가 파킨슨병 환자들에 존재하기 때문입니다. 특별하게 초기에는 '온' 상태가 길기 때문에 정상이라고 착각하며 운동이나 재활을 소홀하게 여깁니다. 이런 환우들에게는 중기나 말기가 빨리 올 수밖에 없습니다. '온' 상태가 자신의 병을 심각하게 여기지 않게 만들어서 임상시험에 소극적으로 임하게 만듭니다. 결과적으로 다른 희귀성 난치병과 비교할 때 임상 환자 수가 적다는 것은 상대적으로 파킨슨병을 극복하는 데 어려움을 줍니다. 약물을 통해서 '온' 상태에 이르게 하는 것은 우리에게 참 반갑고 고마운 것이지만, 아이러니하게도 이것이 바로 우리의 병을 악화시키고 임상시험을 원활하게 하지 못하게 하는 요인이 됩니다.

그러나 반대로 말기의 고통을 피하기 위해서 매일 5시간씩 운동을 하고 있는 칸쿤 님과 같은 경우는 우리에게 희망을 안겨주고 있습니다. 그는 말기의 병력을 가지고 있지만 초파의 증세로 파병을 다스리고 있어 귀감이 됩니다.

파킨슨병 칼럼

1. 희망고문

요즈음 여전히 파킨슨병 치료제를 국내 제약회사가 개발과 임상시험에 들어갔다는 소식이 매스컴을 통하여 자주 들려옵니다. 그러나 이런 용어는 우리 환우들에게 희망과 혼란을 동시에 안겨주고 있습니다. 다음은 2005년도에 있었던 신약 개발에 관한 소식과 우리 카페 선배님들의 반응을 정리해서 적은 내용입니다.

첫 번째 임상 실험은 녹십자와 강원대 간의 협력으로 개발한 치료제 GC-PS05입니다. 두 번째는 제일약품에서 개발한 도파민 신경세포의 재생 신약에 관한 연구입니다.

「녹십자-강원대, 파킨슨병 치료제 공동개발」

녹십자(대표 허재회)는 강원대 약학대학의 김형춘 교수팀과 공동으로 개발하는 파킨슨병 치료제(GC-PS05)가 동물실험에서 신경전달세포 파괴를 80%까지 보호해 주는 것으로 나타났다고 5일 밝혔다.

뇌퇴행성 질환 중에서도 높은 유병률을 나타내는 파킨슨병은 뇌에서 생산되는 신경전달물질(도파민)이 고갈됨에 따라 심각한 행동 장애를 나타내는 질환이다. 환자의 30% 정도가 치매를 동반한다.

김형춘 교수는 "GC-PS05는 새로운 개념의 파킨슨병 치료제로 신경전달세포 파괴를 막는 항 파킨슨 작용기전을 가지고 있다는 사실을 입증했다"고 말했다.

현재 파킨슨병 치료에 사용되는 방법으로는 도파민의 전단계 물질인 레보도파 등을 투여하는 방법 이외에 특별한 치료법이 확립돼 있지 않다.

또 레보도파를 장기 투여하면 중추신경계를 자극하고 심한 행동장애를 발생시킬 수 있어 안정성이 확보된 파킨슨병 치료제는 아직 소개되지 않고 있다.

녹십자는 김 교수팀의 연구 결과를 바탕으로 올해 전임상시험을 마치고 인체에서 약물 안전성을 확인하는 임상 1상에 착수할 계획이다.

현재 국내에는 약 5만 명, 세계적으로는 400만 명 정도가 파킨슨병을 앓고 있는 것으로 알려졌으며 국내시장은 260억 원, 세계시장은 24억 달러에 달하는 것으로 추정된다.

「제일약품(대표 한승수)이 파킨슨병 치료제 개발을 위한 연구에 착수했다.」

제일약품은 자사 중앙개발연구소 조명수 박사팀이 최근 뇌·신경계 질환 중에서 가장 세포치료에 적합한 것으로 알려져 있는 파킨슨병의 치료 연구를 시작했다고 3일 밝혔다.

이번 연구는 인간배아줄기세포로부터 파킨슨병 치료에 적용 가능한 도파민 신경세포의 재생법을 개발하는 것이라고 회사측은 설명했다.

특히 조명수 박사팀은 과학기술부로부터 연구 가능성을 인정받아 향후 약 5억여 원의 연구비를 지원받게 된다.

제일약품의 세포응용연구사업은 2002년부터 2012년까지 총 3단계 과제로 진행되며 지난 1단계의 기반기술개발에 이어 올해부터 시작되는 2단계 사업에서는 줄기세포응용을 위한 핵심기술개발에 주력할 예정이다.

회사 측은 "줄기세포를 이용한 세포치료제 개발에 좀 더 박차를 가하고 세포치료기술의 개발을 통해 국민건강증진과 국가경제활성화에 이바지하겠다."고 밝혔다.

이상은 두 가지 연구 소식과 우리 카페 회원들의 반응에 대해서 정리했습니다. 모두들 희망찬 기대를 가지고 살아가는 모습을 보여주고 있습니다. 특별히 다르마 님은 파킨슨 쉼터 카페의 카페지기로 활동하시다가 9년 전에 사망하신 분입니다. 이처럼 신약 개발에 관한 소식들이 난무했지만 하나도 지금은 시행되는 것이 없습니다. 바로 이런 것들 때문에 희망고문이 생겼습니다. 희망고문이라는 말은 실현되지도 않을 사건에 대해서 희망을 가지고 무한정 기다리다가 지쳐가는 우리의 모습을 닮아있습니다. 이제 좀 가려서 보도를 올리고 분별하는 지혜가 필요한 것 같습니다.

매스컴에서 치료제로 소개하는 약을 자세히 들여다보면 치료제하고는 거리가 먼 증상완화제에 불과한 약을 치료제라고 소개하고 있습니다. 그리고 진정한 의미에서 치료제란 현재 환자의 상태가 개선되는 것입니다. 이는 도파민 세포가 재생불능이기 때문에 엄밀한 의미에서 줄기세포를 제외한 모든 약은 치료가 불가능합니다. 그래서 신경보호제라든지 증상 유지 기능을 가진 세포치료제는 엄밀한 의미에서 치료제라고 사용해서는 안 됩니다.

그리고 그동안 소개됐던 많은 임상실험 치료제가 실패로 끝나서 시장에 나와 보지도 못하고 도태됐습니다. 현재까지 신경 보호를 가능하게 하는 약은 존재하지 않습니다. 그럼에도 불구하고 대한민국에서는 제약회사들이 쉽게 그런 기능들이 있다고 주장하면서 임상실험에 들어가고 주가를 올리기 위해서 광고 및 홍보용으로 이용하는 경향이 있어 왔습니다.

현재 가장 가능성이 많은 국내 개발 제약회사는 일양약품입니다. 일양약품은 미국의 존스홉킨스의대와 공동 연구를 해서 라도티닙이라는 백혈병 치료제를 개발했는데, 이 약품이 파킨슨병에도 효과가 있다고 주장합니다. 그래서 현재로는 존스홉킨스의대에서 동물 임상실험을 실시하고 있다고 합니다. 우리는 한 번 더 기대해 봅니다.

그러나 그동안 희망고문에 시달려 이 연구 역시 많은 기대를 하기가 참 어렵습니다. 그래도 우리는 희망을 버리지 않고 언젠가는 반드시 치료제가 시장에 등장할 것으로 기대합니다.

▎언론보도의 한계

다음 내용은 언론에 보도되는 파킨슨병에 관한 소식을 전하는 기자님의 수고와 노력에 고마움을 표시하면서도 좀 더 전문적인 지식 없이 그냥 내용만 담아서 옮기다 보니 환자들에게 오해의 소지를 남긴 사례입니다. 그리고 애매모호한 용어를 사용하여 정확하게 내용 전달의 어려움이 있는 경우를 살펴보도록 하겠습니다. 이 내용은 파킨슨병 환자들에게 상당히 중요한 내용이기 때문에 인용하였습니다. 대한민국 의학전문지 《헬스코리아뉴스》에 2011년 4월 13일 자로 실린 내용입니다.

「저집중도 운동 기존 치료약 병용하면 효과」

저집중도 운동과 치료약을 적절히 취하면 파킨슨병의 치료에 일부나마 도움이 될지도 모른다는 주장이 나왔다. 활기차게 걷는 것같이 저집중 장기 운동이 몸을 움직이거나 걸음을 향상시킬 수 있다는 것. 어기다 이달리아 뉴런사와 녹일 머크의 파킨슨 병 치료 실험약인 '사피나마이드(safinamide)'와 기존치료제 레보도파(levodopa)를 함께 복용할 경우 중증과 말기 환자들의 불수의운동(不隨意運動)을 감소시킬수 있다고 한다.

12일 미국 호놀룰루에서 열린 미국신경학아카데미 연례회의에서 메릴랜드 대학 리자술만 교수가 주도하는 연구진은 67명의 환자를 대상으로 한 연구에서 상기와 같은 결과를 도출했다고 주장했다. 이들 환자들은 고집중도 러닝머신, 저집중도 러닝머신과 스트레칭 및 저항력운동 등 3가지 타입의 운동을 제대로 하지 못하는 문제를 가지고 있었다.

연구진이 이들을 대상으로 운동을 하게 한 결과, 저집중도러닝머신 수행자들은 다른 두 개의 수행자들보다 거리와 스피드 테스트, 보행과 운동성 등에서 더 나은 수행능력을 보여줬다. 연구진은 저집중도 걷기운동과 스트레칭, 저항력 운동은 파킨슨병 환자들에게 가장 도움이 될 것이라고 말했다. 이 연구는 또 669명의 환자를 대상으로 한 레보도파와 사피나마이드, 위약과의 비교 연구에서 이상운동증이 개선되는 증거를 확보했다고 밝혔다.

나아가 사피나마이드 100㎎ 복용자들은 움직임 둔화가 평균 24% 감소했다고 덧붙였다.

-대한민국 의학전문지 《헬스코리아뉴스》-
사피나마이드는 FDA에 승인요청 중이나
아직 승인을 받지 못했다. (주: 2017년 3월 FDA 승인)

내용을 읽어보면 걷기 운동과 사피나마이드 약을 병행하면 파킨슨병에 큰 도움을 줄 수 있다는 내용입니다. 내용의 주장이 의문스러워서 원문을 찾았습니다.

Low-Intensity Exercise, Drug Combo Can Help Parkinson's Patients, Studies Show

- By Maureen Salamon HealthDay Reporter

TUESDAY, April 12 (HealthDay News) -- The difficulties with walking, movement and coordination that Parkinson's patients struggle with might be partially offset by a new drug combination and a different approach to exercise, researchers suggest.

Parkinson's patients may achieve the greatest improvements in gait and mobility from lengthy, low-intensity training such as brisk walking, scientists said. This runs counter to prior advice that vigorous exercise helps Parkinson's patients the most. Additionally, a drug known as safinamide shows promise in reducing involuntary movements in some mid- or late-disease patients when paired with an established medication called levodopa. Safinamide has not yet been approved by the U.S. Food and Drug Administration.

About 500,000 Americans have been diagnosed with Parkinson's disease, according to the U.S. National Institutes of Health. The findings are to be presented Tuesday at the American Academy of Neurology annual meeting in Honolulu.

In the exercise research, scientists from the University of Maryland randomly assigned 67 Parkinson's patients who had trouble walking to three types of exercise: high-intensity treadmill (with greater speed and shorter duration); low-intensity treadmill (lower speed, longer duration); or stretching and resistance training, which included leg presses, extensions and curls.

Participants who did the low-intensity treadmill training performed better than the other two groups on distance and speed tests, and experienced the most consistent improvements in gait and mobility, study author Dr. Lisa Shulman said. But only stretching and resistance training improved scores on a standardized Parkinson's rating scale, probably because that type of exercise improved flexibility, researchers said.

Researchers said that an exercise routine that includes low-intensity walking, as well as stretching and resistance training, might help Parkinson's patients the most.

"There has been quite a bit of media attention regarding high-intensity exercise as key, but our research showed low-intensity exceeded its efficacy", said Shulman, a professor of neurology at University of Maryland School of Medicine. "What was very significant was it was not necessary to increase intensity of walking . . . [and] we can say that virtually everyone at all stages of the disease can achieve some benefit."

The safinamide study was the first randomized, long-term clinical trial to show the drug reduced dyskinesia, or involuntary movements, when taken with levodopa. Levodopa increases levels of dopamine in the brain to help ease the stiffness, tremors and poor muscle control of Parkinson's, which is incurable. Over a two-year period, researchers split 669 patients with mid- to late-stage Parkinson's who were already taking levodopa into groups that were given either 50 milligrams (mg) or 100 mg per day of safinamide, or a placebo. Overall, the study found no significant improvements in their dyskinesia or other movement problems among patients taking the drug vs. the placebo. But among a subset of participants suffering from severe dyskinesia, those taking 100 mg of safinamide per day experienced an average 24 percent reduction in movement problems, according to the study, which was funded by Newron Pharmaceuticals in Italy.

"It is a nice amount of improvement -- not dramatically life-changing, but real and interesting", said Dr. Michael Kaplitt, leading Michael Stern Parkinson's Research Foundation researcher and vice chairman for research in the department of neurological surgery at Weill Cornell Medical College in New York City. "I think it's promising, to the extent that Parkinson's patients always need new therapies to come out", Kaplitt added. "It definitely warrants further study."

Kaplitt noted that the exercise study made walking long distances "almost like self-physical therapy" for Parkinson's patients because the regimen essentially helps train their brains to walk in a more stable manner. He and Shulman agreed that Parkinson's patients should take these findings to heart and integrate long, brisk walks into their daily routines.

"Patients understandably want to know how they can slow the progression of the disease and unfortunately we don't have any medication proven to [do that]," said Shulman, also a fellow at the American Academy of Neurology. "But people who remain more active . . . can improve in terms of gait and mobility, and they're highly likely to delay their progression over time."

Because these studies were presented at a medical meeting, the data and conclusions should be viewed as preliminary until published in a peer-reviewed journal.

우선 본문을 제대로 이해하고 번역된 것 같지가 않습니다.

'lengthy, low-intensity training'을 저집중 장기운동으로 번역하여서 무슨 뜻인지 알기 어렵습니다. 그냥 한국어로 대응된 단어를 나열함으로써 오역을 일으키는 전형적인 오류를 범하고 있습니다. 장기가 내장의 의미를 가지고 있기 때문에 신중하게 단어를 선택해야 합니다. '꾸준한 저강도 훈련'이 자연스런 번역될 것입니다. '트레드밀'을 '러닝머신'으로 번역한 것은 잘한 번역입니다.

그러나 이 기사의 가장 큰 문제는 혼란을 일으키게 하는 기사 자체에 있습니다. 원문의 내용 역시 제목부터 약과 운동을 병행해야 한다는 것으로 시작하여 마치 개발 중인 약이 운동과 깊은 연관이 있는 것처럼 보입니다. 그러나 본문을 읽어보면 운동 실험과 약 실험은 전혀 다른 곳에서 서로 상관없는 기관에서 별개로 실시되었고, 다만 실험 결과를 하와이 국제학회에서 발표하다 보니까 참석자 중에 한 사람이 운동과 새로운 약에 관심을 가져야 한다는 차원에서 이야기하고 있습니다.

그런데도 미국 의학 기자가 두 가지를 병행해야 도움을 받을 수 있다는 제목을 선정한 이유 역시 두 가지로 추측됩니다. 하나는 파킨슨병에 대하여 무지한 결과 전문가의 의도를 잘못 파악했을 가능성이고, 다른 하나는 사파나마이드를 임상 실험 중 제약회사에 유리하게 기사를 쓰고 싶은 약간 불순한 의도가 포함되어 있었을 가능성입니다.

이런 의도를 모른 채 그저 새로운 뉴스가 나왔다고 내용만 번역해서 올리면 이런 예기치 않은 기사가 나오게 됩니다. 저의 주장이 근거가 있음은 똑같은 사건을 두고 미국의 다른 의학전문기자가 쓴 글을 보면 더욱 확연해집니다.

「Parkinson's Mobility」

And the investigational drug safinamide appears to reduce dyskinesia in Parkinson's patients
WEDNESDAY, April 13 (HealthDay News) -- Low-intensity treadmill walking appears to improve mobility among patients with Parkinson's disease, while an investigational drug, safinamide, seems to reduce

dyskinesia in patients with mid- to late-stage Parkinson's disease, according to research presented at the annual meeting of the American Academy of Neurology, held from April 9 to 16 in Honolulu.

Lisa M. Shulman, M.D., of the University of Maryland School of Medicine in Baltimore, and colleagues randomized 67 individuals with Parkinson's disease who had problems with walking to one of three types of exercise, including high-intensity treadmill (greater speed, shorter duration), low-intensity treadmill (lower speed, longer duration), or stretching and resistance exercises that involved repetitions of leg presses, extensions, and curls. The investigators found that low-intensity treadmill training resulted in the most consistent improvements in gait and mobility. However, only stretching and resistance training improved the ratings on the Parkinson's disease scale.

In another study, Ravi Anand, M.D., of Newron Pharmaceuticals in Bresso, Italy, and colleagues randomized 669 patients with mid- to late-stage Parkinson's disease, who were already taking levodopa and other dopaminergic treatments, to 50 or 100 mg of safinamide per day or a placebo. In a post-hoc analysis after two years, the investigators found that, compared with placebo, safinamide at 100 mg a day in addition to levodopa reduced dyskinesia by 24 percent in the one-third of participants who had scored at least a four on the dyskinesia rating scale at the beginning of the study. There were no significant differences for patients on the 50 mg dose and no significant differences in movement control scores in the overall population. Adverse events were similar among the three groups.

"These results are an important step forward in understanding how safinamide impacts patients with severe Parkinson's disease. Symptoms of Parkinson's disease, motor fluctuations and dyskinesia can greatly affect a person's daily living and quality of life," Anand said in a statement.

여기서는 분명히 걷는 운동과 사파나마이드가 독립된 사건으로, 각자 따로 연구해서 같은 장소에서 발표한 두 사건으로 전하고 있습니다. 이처럼 완전히 다른 두 기사를 마치 같이해야 좋다는 내용으로 전한 것은 환자에게 은근히 사파니마이드의 효용을 과시하여 착각을 주는 효과를 가져올 수 있습니다. 두 가지를 병행한 실험 결과도 없는데 이런 식으로 제목을 뽑는다는 것은 기만이고 사기입니다. 얼마나 언론이 교묘하게 독자를 기만하고 있는지를 보여주는 예입니다.

그리고 두 달이 지난 후에 다른 의학신문사에는 단지 걷기 운동만 보도된 원문을 번역하여 올립니다.

「파킨슨병 환자 저강도 트레드밀로 걷기 능력 개선」(2011년 06월 20일 (월))

[호놀룰루] 메릴랜드대학 신경과 리사 슐먼(Lisa M. Shulman) 교수는 파킨슨병(PD) 환자를 대상으로 3종류의 운동요법을 비교한 최초의 무작위 비교시험을 실시한 결과 운동기능 개선에는 트레드밀을 이용해 낮은 강도로 장시간 걷는 운동이 효과적이라고 제63회 미국신경학회(AAN)에서 발표했다.

저속 트레드밀 운동이 최적
슐먼 교수는 걷기 장애가 있는 PD환자 67명을 (1)고속, 단시간 내 트레드밀 운동군 (2)저속, 장시간 트레드밀 운동군 (3)스트레칭과 저항운동(웨이트 트레이닝) 실시군 등 총 3개 군으로 무작위 배정해 검토했다. 참가자는 주 3회, 3개월간 운동을 지속하고 볼티모어보훈병원의 운동생리학자의 평가를 받았다.

검토 결과, 걷기와 운동성이 가장 꾸준하게 증가시킨 운동은 저강도 트레드밀 운동인 것으로 나타났다. 저강도 트레드밀 운동을 한 환자에서는 다른 2개 군에 비해 걷는 거리와 속도가 크게 개선됐다. 그러나 PD 증상의 개선은 스트레칭과 저항운동을 한 환자군에서만 나타났다.

슐먼 교수는 이번 결과를 근거로 "PD환자 신체장애의 가장 큰 원인은 걷기장애다. PD환자 대부분은 가벼운 운동정도만 가능해 환자로부터 어떤 운동이 좋은지 질문 받는 경우가 많다. 이번 연구결과로 PD 관리방법에 대한 힌트를 얻을 수 있었다. 고강도 운동이 가장 효과적이라는 증거는 있지만 이번 연구결과는 저강도 운동과 스트레칭 및 저항운동의 조합으로 크게 개선될 수 있음을 보여주었다"고 말했다.

출처: 《메디칼 트리뷴》 6월 20일 자

이 기사는 원문에 전혀 사파나이드에 대한 언급 없이 단독으로 보도했습니다. 두 달이나 지난 뉴스를 번역해서 올린 이유는 이런 문제점을 파악했기 때문인지 아닌지 잘 알 수 없지만, 그래도 걷기 운동 연구가 그 소개된 약하고 관계없음을 간접적으로 증명한 뉴스라고 보입니다. 그러나 번역과정에서 저강도트레드밀로 원어 발음을 그대로 적어 주어서 대부분의 독자들은 알 수 없는 번역으로 내용 전달이 제대로 되지 않고 있습니다. 문제는 가장 핵심적인 단어를 제대로 풀어주지 못하고 전했기 때문인데, 얼마나 독자를 배려하지 않은 채 기사를 쓰고 있는지를 보여주는 단적인 사례입니다.

본문에는 저강도트레드밀이란 러닝머신을 저속으로 놓고 걷는 것을 말하며 같은 거리를 고속으로 짧게 뛰는 것보다는 저속으로 오래 건는 것이 좋다는 내용이 있습니다. 그런데 그런 중요한 내용을 빼버리고 갑자기 생경한 단어를 나열한 것이 아쉬워 보입니다. 그러나 이 기사에서 저항운동을 웨이트 트레이닝이라고 본문에 없는 주석을 달아 둔 것은 잘한 점입니다. 이왕 번역한 김에 근육강화운동이라고 번역하면 더 많은 독자들이 이해했을 것이라고 여겨집니다.

요약합니다. 두 가지 독립된 기사가 있습니다.

하나는 러닝머신에서 걷는 운동을 할 때 저속으로 놓고 오래 달리는 것이 움직이는 동작이나 보행에 큰 도움이 되고 스트레칭과 근육강화 운동은 파킨슨병 증상 측정지수를 높여주는 효과를 가져온다는 점입니다. 파킨슨병 증상 측정지수는 진전 서동 강직 보행과 언어 인지장애까지 다 포함하는 검사지표입니다.

또 하나의 내용은 사파나마이드라는 신약에 관한 것인데, 일종의 마오비 계통의 약으로 유멕스나 아질렉트와 비슷한 역할을 하는 약으로, 이상운동을 줄이고 움직임을 개선하는 데 효과가 있다는 것이 주된 내용입니다.

지금까지 운동치료와 약물치료의 결과가 발표되었고, 둘은 아무런 상관도 없는 독립적인 연구였는데도 불구하고 병행하면 좋을 것이라고 적은 의심스러운 기사를 보았습니다.

이번 기사를 통해서 우리나라 의학전문기자님들이 좀 더 기초적인 의학지식과 분별력, 그리고 독자를 배려하는 자세로 좀 더 분발했으면 좋겠고, 파킨슨병 환우분들 중에 좀 더 많은 젊은 분들 공부하셔서 이런 오류 등이 걸러지고 정제된 소식이 전해질 수 있는 기회가 많아졌으면 좋겠습니다.

이 글은 결코 어떤 분들의 약점을 찾아내려고 쓴 것이 아니며, 우리의 현재 현실 가운데 언론의 한계에 대한 이해를 통해서 좀 더 정확한 정도가 공유될 수 있는 노력이 같이 필요하다는 차원에서 올리게 되었습니다.

환자와 주치의

환자와 주치의는 참으로 중요한 관계입니다. 물론 주치의를 마음껏 바꿀 수 있는 현재 제도 아래서는 주치의가 중심이 아닐 수 있을까요?

그러나 현시스템은 그렇지 못합니다. 우리는 전문가로 자처하는 의사 집단에 들어가서 그들이 처방해 주는 규칙과 방식에 따라야 합니다. 분명하게 선택을 우리가 했지만, 선택 이후의 행보는 그들이 지시하는 방식에 따라야 합니다. 왜냐하면 그들은 정부에서 인정하는 면허를 가진 전문가 집단이고 우리는 그러하지 못하기 때문입니다.

그런데 카페에서 환우분들을 만나면 대부분의 환우들은 이 전문가 집단을 신뢰하지 않고 오히려 카페 선배 이야기에 귀를 기울입니다. 심지어 어떤 환우는 자기는 진단부터 현재까지 약 10년간 한 번도 의사의 지시를 따른 적이 없다고 합니다. 그리고 어떤 환우 선배는 수천의 환우분들을 찾아다니면서 주치의가 처방한 약보다는 자신이 처방한 약을 먹어보면 확실하게 더 좋은 효과가 있을 것이라고 확언하기도 합니다.

왜 이런 일이 발생할까요?

우린 먼저 이런 일이 일어날 때 잊어서는 안 되는 사실이 있습니다. 바로 전문가 집단은 그래도 의과대학 6년 이상을 교육받은 전문가로 구성되었다는 점입니다. 그런데도 이런 전문가를 인정하지 않는 문화는 지양해야 합니다. 의사는 의과대학 6년 동안 기초의학인 해부학, 병리학, 생리학, 면역학, 약리학과 각 계통의 기능 등등을 배우고 인턴과 레지던트 과정을 거치면서 전문지식을 습득하지만, 환우는 이러한 기본 배경 없이 자신의 경험과 현상만으로 부분을 전체로 확대해석하려는 오류를 반드시 범하게 마련입니다. 그런데도 신중함 없이 일부 선배 환우분께서는 자신의 처방과 확신이 불법으로 향하는 불나방인 줄 모르시고 처방과 조언을 하는 일이 간혹 발생합니다.

하지만 이런 불신이 팽배한 상황의 원인 중에는 전문가 집단이 되어 환자를 치료하는 주치의들이 노블리스 오블리제 정신을 망각한 엘리트들이 되어 치료하고 있는 탓도 있습니다. 환우에 대한 조그마한 측은지심이 있다면 이들은 환자들을 위해서 열심히 공부해야 하지만, 어제 어느 환우분들과 통화에서 지방 병원의 수준이 환우들이 알고 있는 지식보다 못한데도 권위로 환자를 누르려고 한다는 것입니다. 참으로 이런 말을 들을 때마다 개탄스런 조국의 의료 서비스 정신에 대한 개선이 필요하다고 사료됩니다. 이제 우리도 좀 더 우리 자신을 위해 자신의 결과를 거짓으로 조작하는 전문가를 색출해야 합니다. 전문가라는 권리를 누리지만 히포크라테스 선언은 귓등으로 흘려버려 자신의 의무가 뭔지도 모르는 돈벌레가 된 채 살아가는 이 보수적인 집단에도 변화와 혁신이 필요합니다. 1년 전 SBS에 방영된 《낭만 닥터 김사부》란 드라마를 한번 보시기를 권합니다.

협회분들에게 당부드립니다. 물론 불법적인 방법을 사용해서는 안되겠지만 현재 전문가들에게 향한 불만을 그냥 내버려 두면 그 화살이 우리를 향해 올 수 있다는 사실을 기억하시면 좋겠습니다.

역주행 고려장

어제 글에서 여러분께서 요양원이나 요양병원에 가야 될 처지에 놓인 상황을 헤쳐 나가야 할 때가 오면 어떻게 해야 하는지를 묻고 있었습니다. 왜냐하면 우리 중 누구도 그런 상황이 오지 않는다고 보장된 사람은 없기 때문입니다.

이런 운명을 개척할 수 있는 비법을 소개하고자 하니 집중하셔서 들어주시길 바라고 많은 의견 주시기를 부탁드립니다.

우선 이런 문제로 고민한 김●● 환우를 소개합니다. 김●● 환우는 1959년 서울에서 태어나서 고려대학교 의대를 졸업하여 의사로서의 삶을 살다가 2001년 파킨슨병으로 진단을 받게 되었습니다. 당시 그녀의 나이는 한창 활동을 할 43세였습니다. 그녀는 의과대학 인턴 시절에 식물인간이 된 아버지의 병원비를 마련한다고 차 팔고 집을 팔고 나중에는 엄청난 빚을 짊어지게 된 효녀였습니다. 자신의 아버지 앞에서 오열하면서 "이럴 바에야 차라리 죽어 주면 안 되겠냐!"라고 소리쳤다고 합니다.

이런 상황을 직접 경험한 그녀(김●●)는 결혼한 후에 자신의 남편에게 이런 상황이 오면 반드시 자신을 요양시설에 꼭 보내달라고 요구했다고 했습니다. 자존심이 강한 그녀다운 결정이라고 믿었고, 아주 이타적인 결정이라고 믿고 살아왔습니다.

이후에 그녀의 삶에 파킨슨병이 찾아왔으나, 그녀는 여전히 가족에게 짐이 되는 일은 가능한 한 최선을 다하여 피해 왔습니다. 그러던 어느날 그녀는 파킨슨병이 심해지자 아들과 딸들에게 "좋은 공기 마시러 제주도에 치료차 다녀오마."라고 했지만, 일종의 도피성 여행이었습니다. 자신이 자녀들에게 짐이 되는 것이 너무너무 싫었던 그녀였습니다. 어쩌면 모성애의 또 다른 단면일 수도 있겠습니다.

그러나 그녀는 제주도의 6개월 지내는 동안 파킨슨병이 더욱 악화되어 서울로 올라올 수밖에 없었습니다. 의기소침해진 그녀에게 딸이 다음과 같이 말했습니다. "와! 엄마 왔다!"라고 유쾌한 함성을 지르며, "퇴근하고 왔을 때 엄마가 있으면 너무너무 든든하고 좋아. 엄마 이제 어디에도 가지마!"라고 합니다.

그리고 그 후에 김●● 환우는 병이 호전되기 시작했다고 합니다. 지금까지 그녀는 돈과 효율에 찌든 도구주의와 물질주의에 결과로 나타난 삶을 살아온 것입니다.

그녀는 이 일을 통하여 자신의 결정이 진정 가족을 위한 것이 아니라는 생각의 변화를 경험합니다. 왜냐하면 만약에 그런 상황에서 가족을 편하게 해주겠다는 결정을 하는 것이야말로 현대판 고려장에 들어가는 것이었기 때문입니다. 즉 자신들이 엄마에게 필요한 존재가 아님을 인식하게 되어 더욱더 그들을 자괴감에 빠지게 합니다. 또한 고통을 이기게 하는 법을 배우기보다는 고통을 피하는 삶을 살게 되는 것입니다. 그 결과 자신을 가족들에게 귀찮은 짐이라고 여겨 가족을 배려한 고귀한 결정으로 알았던 생각들이 평생 그들의 삶을 무기력과 죄책감을 넘어서 분노에까지 이르게 할 수도 있습니다.

그래서 그녀는 그 이후로부터 '가족의 유쾌한 짐이 되자'라는 발상과 생각의 변화를 가져오게 됩니다.

만약에 이렇게 결정하지 않는다면 아마도 남은 가족들에게 효도할 수 있는 기회를 빼앗아버려서 평생 죄책감에 시달리게 될 것입니다. 유쾌한 짐은 그녀의 가정에 변화를 가져와 이전과 달리 대화와 기쁨, 감사가 넘치는 가정이 되었다고 합니다.

이처럼 우리가 도구주의나 실용주의, 혹은 물질주의로 물든 이 썩은 세상에서 고고하게 학처럼 살 수 있는 아름다운 길은 바로 참사랑으로 부모님을 섬기느냐의 유무로 판가름 납니다.

김●● 씨의 생각과 삶은 그대로 저 역시 크게 다르지 않았습니다. 저는 25년간 해외 방랑자로 있다가 3년 반 동안 국내에 머물며 한 귀한 일은 매달 한 번 자녀들의 할머니가 홀로 계시는 고향 집을 방문하는 것이었습니다. 3년 반 동안 한 달에 한 번씩 방문하였으니 42차례를 방문하여서 1년에 두 번 방문하는 형제들이 21년 동안 방문한 것에 맞먹는 행동이었습니다.

그러나 방문의 꽃은 우리를 반기시는 어머님의 미소였습니다. 그 미소를 나의 자녀들은 기억하며, 그 미소가 이 망할 도구주의와 물질주의를 깨부술 수 있는 역주행 고려장임을 확신합니다. 주말이면 가고 싶은 곳이 널려 있음에 불구하고 할머니의 주름살을 보고 어떤 것이 더 가치 있는지 스스로 판단할 수 있는 기회가 될 수 있습니다. 그렇기에 수백 킬로를 달려와 참사랑으로 섬기는 모습 속에 가식과 허울로 물든 물질주의가 주는 그 허망함을 맛보는 자유야말로 고려장을 넘어가는 길임을 확신합니다.

정리하면 고려장을 넘어가는 유일한 길은 평소에 부모님에 대한 고마움과 사랑이 훈련되어야 하며, 그래야 연로하신 부모님이 결코 짐이거나 부담 아닌 존재로 인식되고 우리가 연로한 부모가 되었을 때 자식들에게 유쾌한 짐이 되는 모습으로 가는 것이라 믿습니다.

완치제가 늦어지는 이유

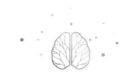

앞에서는 과대광고 즉 환우들을 교묘하게 속이는 전략을 소개한 바 있습니다. 오늘 우리가 살펴볼 파병 치료제 개발이 늦어지는 두 번째 이유와 관련해 주목할 것은, 이제 쥐 실험이나 초파리실험이 끝났는데 마치 모든 것이 밝혀져서 치료제가 개발될 것 같은 착각을 유발하는 기사입니다.

「"파킨슨씨 병 치료제 개발 임박-KAIST 정〇〇 교수 연구팀, 발병 원인 규명"」

우리가 임박이라는 단어를 쓸 때는 오래전에 시작하여 곧 나온다는 뜻으로 해석되기 때문에 이런 기사들은 조심해서 읽으셔야 합니다. 속이는 수법은 가장 많이 착각을 불러일으킵니다. 이 정두 연구성과가 아무리 《네이처》에 실린다고 해도 치료제는 10년 이상을 기다리거나 개발이 안 될 수 있습니다. 정〇〇 교수의 연구성과는 14년이 지났지만, 아직도 치료제는 나오지 않고 있습니다. 그 이유는 다음과 같이 정리됩니다.

발견한 연구업적이 오직 유전적인 문제로 파킨슨병이 걸린 경우인 '약년성 파킨슨병'인 경우에 해당하기 때문에 치료제가 개발되어도 대부분의 환자가 약년성 (유전) 파킨슨병이 아니기 때문에 개발할 이유가 사라집니다. 또한 정○○ 교수가 카이스트에서 서울대로 옮기는 바람에 파킨슨병 연구는 중단되고 말았고 정○○ 교수의 실적은 서울대에서 바닥을 칩니다.

다음은 정○○ 교수에 대한 학생들의 평가입니다.

카이스트에서 잘 나가셨는데 서울대로 옮긴 이후로 연구 실적이 많이 줄었습니다. 학생들은 여전히 열심히 하는 것 같기는 한데… 왜 그런지 잘 모르겠네요.

저의 소견으로 말씀드리면 카이스트나 포항공대에서 서울대나 연대 고대로 이적한 교수들 대부분은 수도권의 삶을 누리고 싶은 자들이 대부분입니다. 연구보다는 달콤한 수도권 생활에 취한 교수들이 많기 때문입니다. 정○○ 교수도 예외가 될 수 없다고 봅니다. 서울대는 공룡처럼 거대한 캠퍼스를 가진 곳이라 시끄러운 학교 분위기가 나지만 카이스트나 포스텍(포항공대)은 조용한 연구소 분위기가 나는 차이가 있습니다. 중앙일보 대학평가에서 지난 10여 간 카이스트와 포항공대가 돌아가면서 1등을 해오자 이제는 이 두 대학을 단과대학으로 분류하여 점수를 매깁니다. 그러나 외국의 대학평가에서는 칼텍과 같은 단과대학도 종합대학과 함께 평가합니다.

다시 파킨슨병으로 돌아와서, 동물실험이 겨우 끝난 결과를 가지고 과대광고를 해대는 미디어는 조심해야 합니다.

허준과 동의보감

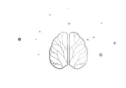

《안녕 파킨슨》345페이지에 〈허준 선생님은 어디에 있습니까〉라는 제목으로 노블레스오블리제 정신을 잊고 공부와 탐구를 하지 않으면서 목에 힘주고 살아가는 일부 주치의 선생님에 대한 이야기를 적었습니다. 새로운 것을 발견하는 데 몰두하다 보면 늘 우리는 뜻하지 않은 행운을 만날 가능성이 높습니다. 원래 운이란 신의 영역이라서 인간이 마음대로 부른다고 오는 소유물이 아닙니다. 그래서 그 경지를 아는 자들은 기도를 하게 되어 있습니다. 월드클래스 반열에 오른 손흥민이 뭐가 부족하여 시합 전 기도를 드릴까요? 그 역시 그가 범접할 수 없는 세계가 있다는 것을 알기 때문입니다.

오늘 탐구자 님의 아름다운 마음을 보십시요. 저는 상상력이 주로 복수와 응징에 가까운 표현을 썼지만 탐구자 님은 원수를 사랑하는 예수님의 마음을 품고 이 글을 쓰신 것입니다. 우리는 주로 파킨슨병을 운동 영역에 두고 정신 영역을 간과하고 있지만, 장기적으로 볼 때 결코 그렇지 않음을 보여주는 글이 있습니다. 우리 협회에서 정기적으로 발행하는 《까치소리》에 실린 세브란스 병원의 손영호 교수님의 기사에 의하면 얼굴이 밝고 웃는 얼굴을 하고 있는 환우들은 병의 진행도가 아주 느리고, 얼굴이 어둡고 잘 웃지 않는 환우들은 진행이 빠른 것 같다고 했습니다. 환자가 3,000여 명을 초과하는 주치의의 경험과 통계 속에서 나온 것이니 믿지 않을 수 있을까요?

다시 원 주제로 돌아갑니다. 오늘 "《동의보감》의 백강잠이 파킨슨병에 효능−허준은 어떻게 알았을까?"라는 제하의 기사 속에서 저는 '백강잠'을 처음 들었지만, 저 역시 비슷한 경험을 했기에 감히 이 부분에 대하여 말씀드릴 수 있습니다.

대강 지금부터 10년 전쯤 자신의 모친이 파킨슨병으로 고생하신다는 한의사 한 분을 알게 되어 '한약을 시도하여 볼까'라는 마음으로 한의원을 방문하였습니다. 물론 저는 그때 저 자신의 병보다는 파킨슨병을 과연 한의학으로 치료할 수 있는가에 관심이 있어서 방문하였습니다. 그때 한의사분이 자신이 평소 보약처럼 드신다는 한약을 커피 대신 접대용으로 머그잔에 담아서 저에게 주셨습니다. 그런데 그 머그잔을 반도 마시기 전에 마치 마도파나 시네메트를 먹은 것 같은 느낌을 받았습니다. 제 몸은 날아가듯 가뿐하였고 마음은 뛸 듯이 가벼운 느낌이 들었습니다.

그래서 저는 원래 한의사가 저에게 파킨슨병 치료약으로 조제한 약을 거절하고 보약 속에 '과연 어떤 것이 들어 있기에 이런 효과를 가질까'라는 의문을 품으면서 보약의 조제 성분을 달라고 하여서 그 리스트를 받아왔습니다. 정말로 고마운 일은 그 한의사분이 자신이 직접 조제한 성분을 공개하는 게 쉬운 일이 아닌데 공개하여 저에게 주었다는 것입니다.

집으로 돌아온 저는 과연 어느 한약재에 그런 성분이 들어있는가를 찾기 위해서 컴퓨터과학에서 사용하는 Binary 검색기법을 사용하여 분석하기 시작하였습니다. 기본원리는 한약재가 16개가 있으면 8개씩 둘로 나눈 후 8개가 든 약을 시음하여 효과가 나타나면 그 8개를 남기고 나머지 8개는 버리는 식으로 4개, 2개, 1개씩 찾아내었습니다. 그 때 찾은 최종 4개를 적어두어 중국으로 다시 복귀한 후에도 중단 없이 실험하여 그 한약재 이름이 뭐라는 것을 알아냈지만 공개하지 않겠습니다.

그 이유는 이 약에 대한 오해의 소지가 있어서입니다.

첫째, 한의학의 탕제란 종합하는 것이지 분해하는 것이 아니기 때문입니다. 그래서 그런지 여러 가지가 섞여 있는 탕제와 순수하게 그 약을 단독으로 달였을 때와 효과가 많이 차이가 나서 단독으로 그 약을 먹는 것은 거의 효과가 없었습니다. 물론 그 당시 약제가 중국 약제여서 그럴 수 있을 가능성이 있으나 효현제와 스타레보의 도움으로 제2의 허니문을 맞이한 저는 한의학에 대한 동력을 잃고 저의 직장에 충실한 삶으로 옮겨갔습니다.

그러나 분명한 것은 그 자연 속에 든 도파민은 질이 달랐다는 사실입니다. 모친께서 저의 파킨슨병을 눈치채지 않도록 하는 유일한 길은 그 한의사가 조제하여 준 비닐 팩에 든 보약이었습니다. 그 보약을 먹으면 불수의도 없었고 2배 이상 약효의 지속시간이 길어지는 효과가 있어서 제가 제일 걱정했던 취침 중 화장실에 가는 데에도 성공하였습니다. 모친께서 제가 파킨슨병에 걸린 것을 눈치채지 못하게 한 1등 공신이 바로 이 보약팩이었습니다. 저의 경험으로 이상운동은 반드시 잡

힐 것이고 한약도 그 답 중의 하나임을 확신합니다.

오늘의 결론은, 허준 선생님이 발견하신 파킨슨병에 적용하신 백강 잠은 아마도 우연한 발견하지 않을까 하는 생각과, 그 우연은 부지런하게 자신의 자리를 묵묵하게 지켜온 자에게 찾아드는 행운의 여신이라는 점입니다.

주치의와 완치제

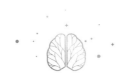

　오래전 이런 생각을 해보았습니다. 완치제가 나오면 어떤 일이 벌어질 것인가 상상해 보았습니다. 물론 《안녕 파킨슨》의 서두에 약간은 언급했지만 우선 우리는 홀가분하게 카페를 청산하고 웃으며 돌아서서 집으로 갈 것이지만 우리들의 주치의 선생님은 과연 어떠한 처지에 놓일까 상상의 나래를 폈습니다. 우선은 그들은 앞날을 걱정해야 하지 않을까요? 무슨 전공으로 다시 시작해야 할까? 지금까지 해 놓은 것을 휴지통에 다 버려야 하는 심정은 어떨까 하는 마음이 들었고 오히려 환우분들이 그들을 안타까운 마음으로 바라보아야 하는 처지에 놓이게 되겠지요.

　이런 이유 때문일까요? A 병원 L 교수님은 "줄기세포는 사기다."라고 하시더군요. 물론 그는 임상의이고 연구자가 아니기 때문에 그런 발언을 할 수 있지만, 며칠 전 노벨상 수상자인 일본 교토대학 다카하시 교수가 학회에 초대되었을 때 그 앞에서 줄기세포가 사기라고 하시는 발언에는 놀라지 않을 수 없었습니다. 제가 아는 A 병원은 축구에 비유하면 히딩크를 여러 명 초청하여 각 분야에서 혁신과 개혁을 주도하는 아이콘이었습니다. 그중에서 파킨슨 분야는 미국에서 미네소타대학에서 MJ Lee 교수와 캐나다 최고 명문 중에 하나인 브리티시컬럼비아대학에서 며칠 전 강의하신 Lee 교수를 스카우트했습니다.

2000년도 초만 해도 이 두 분의 개혁과 혁신이 우리나라 파킨슨계에 신선한 자극과 발전을 이끌어 갔지만, 그들도 한국의 시스템에 물들면서 오히려 국내파인 S대와 Y대에 밀리는 느낌을 지울 수가 없네요. 그리고 줄기세포가 사기성이라고 주장하는 그들의 태도에 그럼 노벨상이 사기인가 생각하게 됩니다.

"우리나라 C 병원이 사기다"라고 이야기하신다면 어느 부분에서 동의하지만, 가장 기대가 큰 교토대학 연구가 사기라고 주장한다면 우물 안 개구리라고 단정 지을 수밖에 없습니다. 우리의 마지막 희망을 짓밟는 주치의들, 이들과의 완치제 싸움은 언제까지 계속될지 우리는 귀를 쫑긋하고 결과를 기다리고 있습니다.

파킨슨병 치료를 위한 줄기세포의 이해

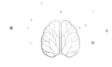

파킨슨병은 까다로운 난치병 질환으로 알려져 있습니다. 즉 파킨슨병의 예방, 진행 중지, 회복 중에 어느 하나도 속 시원하게 현대 의학 기술로 해결하지 못하고 있습니다.

첫 번째 문제는 예방이 힘들다는 점입니다. 병을 일으키는 근본적 유전자가 무엇이며 어떤 환경과 조건에 의해서 병이 걸리는지 알 수 없으니 파킨슨병을 예방하는 것도 현재는 풀기 어려운 숙제입니다. 그래서 미래의 파킨슨 치료는 근본적 원인이 무엇인지를 찾아내어서 식품이나 약이나 환경의 조절을 통해서 병을 예방할 수 있는 길을 찾기 위한 연구가 진행 중입니다.

두 번째 문제는 병이 악화되는 현상을 멈추기가 어려운 점입니다. 파킨슨병의 진행 중지나 진행 속도 완화에 관한 연구는 그동안 많이 진행되어서 임상 1단계 혹은 2단계 실험을 거친 연구들이 속속 출현하고 있습니다. 대표적인 것이 바로 항산화제 역할을 하여 세포가 노화되는 것을 방지하는 코엔자임 큐텐입니다. 물론 현재 이런 보조식품이 아닌 신약을 개발하기 위해서 여러 회사들이 뇌신경 보호를 위한 약품을 개발 중에 있습니다.

세 번째 난제는 파킨슨병이 걸리기 이전의 원래의 건강한 상태로 회복할 수도 없는 문제입니다. 현재 우리 파킨슨병 환자들이 가장 간절하게 기다리고 있는 분야가 바로 이 회복 치료에 대한 연구입니다. 같은 뇌질환인 치매에 비하면 파킨슨병은 병을 일으키는 부위와 기능은 많이 알려져 있어서 가장 먼저 정복 가능성이 있는 병이라는 점에서 우리는 반가운 마음으로 치료될 날을 기다리고 있습니다.

건강한 두뇌로 회복시키는 연구에는 크게 두 가지 방법이 있습니다. 하나가 유전자치료법이고, 두 번째가 세포이식법인 줄기세포 연구입니다. 유전자치료법은 파킨슨병을 일으키게 하는 비정상 유전자를 찾아낸 후 정상 유전자를 뇌 속에 주입하여 치료하는 방법입니다. 가장 확실한 치료법인 동시에 예방도 가능한 방법이기 때문에 매력적이지만 아직도 임상단계에 있습니다. 또한 정상 유전자를 바이러스에 실어서 뇌 속에 주입하기 때문에 바이러스의 영향으로 암이 발생하는 문제점 등 앞으로 풀어야 할 숙제가 많습니다.

첫째, 아직까지도 파킨슨병을 유발하는 유전자에 대한 진위성이 가려지지 않고 있다는 점입니다. 우리나라의 카이스트 정종현 교수는 2006년에 파킨과 핑크1 유전자의 손상이 파킨슨병을 일으킨다고 했습니다. 그러나 2008년 브라운대학의 로버트 J. 스미스 교수는 GIGYF2 라는 유전자에서 발생하는 돌연변이가 파킨슨병을 일으켰다고 하였고 서양인과는 달리 일본, 중국 등 동양인에서 파킨슨병 발병에 주요하게 영향을 끼치는 유전자형이 따로 있다는 등등 현재까지 여러 주장이 있어서 진위 여부 규명이 필요한 문제로 남아있습니다.

둘째, 우리 환우들이 최근 많은 관심을 보이고 있는 바로 줄기세포를 이용한 세포이식 방법입니다. 세포는 우리 몸을 분해하고 분해할 때 그 고유한 기능을 가진 가장 작은 단위입니다. 예컨대, 간이 가지는 특징을 가진 가장 작은 기본 생명체 단위는 간세포입니다. 세포는 생명체에서 현미경을 보아야 볼 수 있는 것이지만 그 안에 생명체의 모든 정보와 기능을 포함하고 있기 때문에 세포에 대한 이해가 바로 병과 치료에 직결되는 것입니다.

이 세포 속에 유전자 정보를 포함하고 있어서 유전자 정보에 의해서 단백질이 만들어져서 에너지로 이용됩니다. 그런데 이 정보가 우연하게 조합되어 쓰일 확률이 10의 600승분의 1이라는 것입니다. 우주는 10의 110승의 원자 수로 구성되었다고 하니 10의 600승이라는 숫자는 상상이 안 가는 수치입니다. 10의 600승분의 1이란 숫자는 파도가 쳐서 모래사장에 정교한 성이 만들어질 확률보다 적다고 합니다. 즉 창조주에 의해서 설계된 유전 코드가 우연히 만들어졌다고 주장하는 것은 사람이 모래로 심혈을 기울여서 만들어 놓은 성을 파도가 우연히 만들었다고 주장하는 것이나 마찬가지라는 사실이 최근 세포학과 유전학을 공부하는 사람들 사이에 회자되고 있습니다.

세포는 수명이 있기 때문에 생성, 활동, 노화, 죽음의 단계를 거치게 됩니다. 그렇지만 뇌세포를 제외하고는 몸의 세포들이 사망했을 때

새로운 세포가 생성되는데, 이때 몸속에 있는 줄기세포라는 만능세포가 있어서 죽은 세포를 보충해 주는 것입니다. 만약 심장세포가 죽으면 몸속 다른 곳에 있는 (예를 들어 피부세포) 줄기세포가 이동하여 새 심장세포를 만들어 심장 활동을 유지하게 합니다. 이처럼 마치 밀가루 반죽으로 짜장면도 만들고 우동을 만들 수 있듯이 이 줄기세포는 신비한 만능세포입니다. 줄기세포는 다른 세포로 탈바꿈하는 분화능력과 분열을 통하여 자신을 재생하는 두 가지 특징을 가지고 있습니다.

그러나 뇌신경 세포는 한번 사망하면 다시 새로운 세포가 생성되지 않기 때문에 뇌 속에서 도파민을 만들어 주는 흑질 뇌신경 세포가 80% 정도 죽으면 파킨슨병에 걸리게 됩니다. 그래서 뇌신경 세포를 우리 몸 스스로가 살리지 못하고 지금까지 어떤 약으로도 살릴 수 있는 방법도 없기 때문에 파킨슨병은 난치병으로 우리를 괴롭히고 있습니다.

그러나 줄기세포를 몸속에 투여했을 때 그 줄기세포가 흑질세포로 바뀔 수 있고 또한 성장할 수 있다는 사실이 연구로 밝혀지고 있어서 우리는 줄기세포 치료에 희망을 걸고 있습니다. 이런 줄기세포는 두 가지 방식에 의해서 얻어질 수 있는데, 하나는 난자를 이용한 수정란으로 발아시키는 배아줄기세포이며, 다른 하나는 사람의 몸에서 채취한 성체줄기세포입니다.

배아줄기 세포는 난자에다 정자 대신 사람의 체세포에서 분리한 핵을 주입하여 수정란을 만들고 분열을 통하여 무한대의 줄기세포로 증식 가능한 장점이 있지만 윤리적인 문제가 있어서 여러 제약을 받아왔습니다. 성체줄기세포는 사람의 몸속에 존재하는 소량의 줄기세포를 추출하여 다시 본인이나 타인의 필요한 곳에 주사를 통하여 주입하는 방식을 취하고 있습니다. 예를 들어서, 사과나무가 있는데 가지가 부러져 없어져 버렸을 때 이를 복구할 한 가지 방법은 사과 씨를 구하여 심은 후 나무가 자라면 수백 개의 씨를 다시 뿌려서 사과 묘목을 만들고, 거기서 자란 묘목의 가지를 조금 잘라서 접붙이기하여 부러진 가지를 대신하는 것입니다. 그런데 이것이 바로 배아줄기세포를 얻는 방법과 유사합니다.

그러나 이 방법은 씨를 구하는 데 법적인 문제를 일으킬 수 있습니다. 문익점 선생님이 면화 씨를 몰래 붓자루 속에 넣어 온 것은 그 당시 씨를 반출하는 것을 법으로 금하고 있었기 때문입니다. 이처럼 배아줄기 세포는 생명을 형성하는 데 사용하는 난자를 이용하며 채취를 해야 하는 윤리적인 문제를 가지고 있습니다. 그리고 씨를 통하면 무한정 묘목을 만들 수 있는 장점은 있지만, 접붙인 가지가 묘목으로부터 왔기 때문에 거부반응을 일으킬 수 있습니다. 또 만약 접붙인 가지가 무한정으로 자라게 된다면 무게를 이기지 못하여 나무가 쓰러지는 현상을 가져올 수 있다고 가정해 볼까요? 이처럼 배아줄기세포를 흑질세포에 투여했을 때 필요 이상 세포가 자라거나 분열되면 암세포가 되어서 사망에 이르게 할 수도 있습니다.

다른 방법은 나무 자신의 가지를 조금 잘라서 접붙이는 것인데 이것은 자신의 가지를 이용하기 때문에 거부반응이 적고 상대적으로 무한정 자라지 않는다고 가정해 보겠습니다. 이 방법은 성체줄기세포 치료로 비유될 수 있습니다. 성체줄기세포는 성인의 골수와 혈액, 간, 뇌, 탯줄 등에서 조직을 추출해 다른 조직으로 분화할 수 있도록 배양시킨 세포로, 즉 자신의 몸에서 추출할 수 있으니 거부반응이 적고 암세포 발생률이 적은 장점을 가진다고 볼 수 있습니다. 그러나 자신의 몸에서 자를 수 있는 가지 수가 제한적인 것처럼 성체 줄기세포는 구할 수 있는 수가 제한되는 것입니다. 그리고 자신의 가지를 떼어내는 것이니 법적인 문제가 없는 것처럼 성체 줄기세포는 윤리적인 문제에서 자유롭습니다.

현재 파킨슨병 줄기세포 연구는 동물실험에서 성공을 거두어서 임상 1단계 혹은 2단계에 와 있습니다. 그래서 우리 환우들은 빨리 3단계까지 끝내서 4단계인 식약청허가를 득하여 판매가 되기를 학수고대하고 있습니다. 그런데 이 과정을 더 이상 기다리지 못하는 환자들은 상대적으로 자유로운 중국에 가서 수천만 원을 주고 시술을 하고 있습니다. 그리고 일부 회사는 중국에 합작회사를 차려서 난치병 환자의 완쾌를 선전하며 한국 환자를 중국에서 시술받도록 유도하고 있습니다.

일본은 까다로운 규제를 가진 나라지만 줄기세포를 첨단기술에 포함시켜 시술을 하고 있는 점에서 시술 배경이 중국과는 약간 상황이 다르다고 보아야 할 것입니다. 일본은 첨단산업의 육성에 국가적 우선권을 두는 경제우선주의 정책이 강한 나라이기 때문에 때로는 적절한 검증이 안 된 의학 기술도 첨단 산업육성 차원에서 제한적으로 허용하고 있습니다.

중국의 서양의학은 역시 중국 전통 중의학에 영향을 받고 있기 때문에 3단계 실험 없이도 시술을 허용하는 것은 역시 문화적 배경이 영향을 미치고 있다고 볼 수 있습니다. 실제로 중국병원에는 서양의사와 중의학 의사가 같은 울타리에서 진료를 하고 있고, 필요하면 서양의사가 중의약도 처방할 수 있습니다. 이런 배경이니 줄기세포치료가 금지될 이유가 하나도 없습니다.

하지만 우리나라는 아무래도 미국과 유럽의 영향을 받은 의사나 약사들이 식약청을 지배하고 있기 때문에 3단계 실험을 거치지 않는 치료를 시도한다는 것은 상식에 벗어 난 위험한 행위로 여겨 치료를 금하고 있습니다. '어느 방식이 옳은가'라는 것은 흑백 논리가 될 수가 있습니다. 둘 다 긍정적 부정적인 부분이 있기 때문에 한계를 인식하여야 할 것입니다.

우선 임상실험도 제대로 거치지 않은 채 첫째 동물실험에서 결과가 좋게 나왔다고 바로 치료에 들어가는 것은 대단히 위험합니다. 실제로 1980년대에 갓 태어난 쥐의 중뇌에서 줄기세포를 채취하여 파킨슨병에 걸린 쥐에 이식한 세포이식법이 세상을 놀라게 했습니다. 실험 쥐에 이식한 결과가 상당히 좋게 나와서 파킨슨병은 이제 치료될 것이라고 샴페인을 터트렸는데, 임상실험에서는 전혀 효과가 없는 것으로 나타났습니다. 이런 사실을 유추해 보면 동물과 인간의 두뇌에는 많은 차이가 있기 때문에 동물실험 성공을 속단하는 것은 성급한 태도입니다.

두 번째 문제는 임상실험에서 좋은 결과가 나왔다고 해도 수천 명을 대상으로 하는 장기간 안정성 검사인 3단계를 거치지 않으면 차후에 병이 재발할 수도 있고 암세포나 다른 부작용을 보장할 수 없기에 위험한 시술이 될 수 있습니다. 실제로 좋아진 원숭이들이 4개월 만에 파킨슨병이 재발했다는 연구가 2007년 발표되었고 수많은 연구가 암세포의 발견을 입증하고 있습니다.

세 번째로 3단계의 실험도 없는 기술을 거액의 돈을 받고 시술하는 것은 법망을 피하여 돈을 버는 도덕적 문제를 야기한다는 것입니다. 보통 3단계 임상시험은 환자들에게 무료일 뿐 아니라 소정의 차비까지 지급하여 시행하는 것이 통례인데 법망을 피해 오히려 수천만 원을 환자에게 받아 시술하고 있습니다. 기술력에 자신이 있으면 투자자들에게 투자를 받아서 회사를 운영하며 임상단계에 있는 치료이면 오히려 환자에게 임상 실험비를 주는 것이 일반적인 관례입니다.

그러나 임상단계인 기술을 치료에 이용할 수 있다는 동양식 사고에 의한 줄기세포 시술법은 말기환자이면서 도저히 회생가능성이 없는 사형선고를 받은 환자에게 이러나저러나 사망하기는 마찬가지라는 상태에 있다면 이 방법이 설득력이 있다고 보입니다. 동물실험과 임상 1단계 2단계에서 어느 정도 성공률이 있기에 이런 분들에게는 오히려 줄기세포 규제법이 고통스럽다고 여겨집니다.

그러나 우리 파킨슨병 환자들 중에서는 파킨슨병 자체로 죽음에 이르는 분들은 소수이기 때문에 이 방법이 얼마나 필요할지 의구심이 듭니다. 그런데 혹시 수술을 생각하고 계시는 분들이 이 방법을 대안으로 생각할 수도 있습니다. 고통스럽고 두려운 수술보다 주사로 약물을 주입하여 간단하게 끝나는 줄기세포 치료법이 비싸지만 매력적일 수 있습니다. 그러나 암세포 전위나 다른 기타 부작용이 아직 검증되지 않는 상황에서 시술을 시도하는 것은 생명을 담보로 하는 일종의 도박일 수도 있습니다.

그럼에도 불구하고 자신이 이 수술에 대한 어느 정도의 가능성에 기대를 걸고 치료를 받고 싶은 환자에게는 치료를 할 수 있도록 예외적인 법이 만들어져야 한다는 요구가 있습니다. 현실적으로 의사협회나 약사협회의 막강한 정치적 힘 때문에 통과될 가능성은 적어 보입니다. 그러나 정부가 일본처럼 첨단 바이오산업에서 세계적인 우위를 점하기 위하여 정책적으로 줄기세포회사를 지원하겠다고 나선다면 의약계의 전문가들과 서로 간에 상당한 힘겨루기가 예상됩니다.

결론적으로 말씀드리면 줄기세포치료는 분명히 파킨슨병을 치료할 수 있는 방식 중의 하나임에는 분명합니다. 저도 개인적으로 많은 기대를 하고 있습니다. 그러나 성공적인 결과를 위해서는 아직 해결해야 할 문제가 많이 있습니다. 임상 중에 문제가 나타나면 동물실험을 다시 수정해서 임상을 거쳐야 하는 반복적인 과정이 필요하기에 몇 년은 더 기다려야 할 것으로 예상됩니다. 이런 초보 단계에 있는 기술로 일부 줄기세포 회사는 일부 소수 환자를 치료한 것을 과장 광고하여 모든 사람이 치료될 것 같은 인상을 주고 있습니다. 더구나 파킨슨병 환자에 대하여서는 언급도 하지 않고 있습니다. 그러므로 저의 소견은 일부 소수의 절박한 환자를 제외하고는 지금 거금을 들여서 치료하는 것이 너무 성급하고 부적절한 선택이라 판단됩니다.

엥겔지수

고등학교 사회시간에 엥겔지수에 대하여 배운 바가 있으실 것입니다. 엥겔지수는 부자와 가난한 사람을 구분하는 지표입니다. 즉 쓴 돈 중에서 의식주에 관련된 비용이 차지하는 비율입니다. 간단하게 이야기해서 지출되는 비용 중에서 먹고 입고 거주하는 데 사용되는 정도를 나타냅니다.

가난한 사람일수록 엥겔지수가 높고 부자일수록 낮을 수밖에 없습니다. 왜냐하면 가난한 사람일수록 거의 대부분을 먹고 마시는 곳에, 그리고 방세를 내고 나면 다른 데 쓸만한 돈이 남아 있지 않지만, 부자들은 상대적으로 이런 데 지출하는 비용이 적게 차지하기에 여행을 즐기고 땅 투기를 할 수 있는 여유를 부릴 수 있기 때문에 당연하게 엥겔지수와 같은 원리를 파킨슨 환자들에게 적용해볼 수 있습니다.

이번에는 시간의 엥겔지수를 생각해 볼 수 있습니다. 시간의 엥겔지수란 총 활동시간 중에서 신체활동을 유지하는 데 사용되는 시간이 차지하는 비율입니다. 먹고 마시고 양치질하고 화장실 가는 시간은 신체활동을 유지하는 데 꼭 필요한 시간입니다. 파킨슨 환우들은 온(on) 시간에 활동을 할 수 있기에 정상인 사람들보다 시간의 엥겔지수가 높을 수밖에 없습니다. 같은 환우라도 초기보다 중기 환자가, 중기 환자보다 말기 환자의 엥겔지수가 높을 수밖에 없습니다. 특별히 말기에 이르러서 약을 먹고 '온' 시간이 한 시간 정도밖에 안 될 때 1시간 안에 식사하고 세수하고 양치질하고 큰일과 작은 볼일을 다 보아야 하는 처지에 이르게 되면 "시간은 금이다"라는 말이 뼛속 깊이 다가옵니다. 그리고 경제적 여유가 없어져 원래의 엥겔지수와 시간의 엥겔지수가 함께 높은 상황에 처하게 되면 그 고통은 말로 표현할 수 없겠지요.

자본주의 사회일수록 부자가 가난한 사람을 돕지 않습니다. 한진그룹의 불법적인 모습 속에서 우리나라 재벌들의 이기적인 행동은 기대를 저버리게 합니다. 그래서 가난한 사람들이 좀 더 가난한 사람들을 돕는 것입니다. 우리 파킨슨병 환우들은 이제 한 가족이오니 가족의 아픔을 나의 아픔으로 여기고 서로 돕는 아름다운 공동체가 되기를 엥겔지수를 통하여 기대해 봅니다.

엥겔지수가 주는 의미

서양 학문은 계량화를 좋아합니다. 우리나라에서는 '잇몸이 부었다'라고 하지만 서양에서는 잇몸이 얼마나 부었는지 숫자를 제시하기를 원합니다. 무슨 잇몸 이야기냐고 하시겠지만, 제가 미국 유학 시절에 박사과정으로 있으면서 연구한 분야입니다. 치과대학에서 요청한 프로젝트로, 심장이식을 받은 환자들이 주로 잇몸의 변화가 심한데 정확하게 얼마나 줄었는지 혹은 늘어났는지를 알려달라고 하는 프로젝트였습니다.

이 분야는 인공지능 중에서 컴퓨터 비전에 해당하는 첨단의 분야로 대학신문에 발표될 정도로 관심의 대상이 되었고, 저의 사진이 미국 대학신문에 나오는 바람에 유학생들 사이에서 유명해진 적이 있었습니다. 그 당시 동양에서는 '잇몸이 부었다' 혹은 '부기가 빠졌다'로 통용될 때 미국에서는 부피가 정확하게 얼마나 빠졌나를 알기를 원했던 것입니다.

마찬가지로 우리가 사용할 수 있는 시간을 계량화하여 엥겔지수로 표현해본다면 파병에 대한 좀 더 정확한 생활지수가 나올 것입니다.

먼저 엥겔지수는 우리의 병의 진행도를 알려주기 때문에 초파 환우 분들은 주기적으로 엥겔지수를 계산하여 확인하신다면 일정하게 유지할 수 있는 상태를 스스로 찾아 오랜 기간 허니문을 즐길 수 있으실 것입니다. 특별히 온 상태와 오프 상태의 차이를 줄이게 되면 가소성의 원리에 있어서 극단적인 경우 10년이 지나도 온 상태와 오프 상태 사이에 별반 차이가 없게 되는 환우도 존재할 것입니다. 가소성의 원리는 이후의 글에서 자세히 설명드리겠습니다.

아무튼 엥겔지수가 높아질수록 우린 시간에 대한 소중함을 절실하게 느끼게 됩니다. 건강한 사람 역시 이 땅에 삶이 제한되어 있는 사형수인 점을 안다면 시간이 많이 남아 있다고 꼭 좋은 것만은 아닐 수 있다는 사실입니다. 얼마나 이 땅에서 의미 있는 시간을 보내느냐가 더 중요한 지표가 아닐까요? 이런 의미에서 성경은 우리가 결혼식보다는 장례식에 자주 갈 것을 권합니다. 《안녕 파킨슨》에서 저는 이런 지혜를 가르쳐준 파병에게 고맙다고 진심 어린 고백을 했습니다. 우리가 너무도 흔한 물이나 공기가 부족하거나 혼탁해질 때 그 고마움을 알듯이, 엥겔지수가 높아져 시간이 부족할 때 시간을 어떻게 써야 할지를 고민하게 되고 그것이 바로 이 땅에서 후회없는 인생을 살게 하는 것이라면 어찌 파병을 미워할 수 있을까요?

운동에 대한 단상

앞서 이름을 살짝 언급한 바 있지만, 운동에 관한 이야기라면 이구동성으로 칸쿤 님을 꼽습니다. 운동의 모델이 당연하게 이 분이 되고 이 분을 본받자고 글을 올렸더니 젊은 파환우들의 반박글이 올라왔습니다. 반박글의 요지는 그분은 전문가의 경지에 오른 프로이고 우리는 아마추어인데 어찌 본받을 수 있느냐는 주장이었습니다. 오히려 칸쿤 님의 탁월함이 상대적인 박탈감과 좌절과 열등의식을 불러일으킨다는 요지였습니다.

이런 문제는 오히려 쉽게 풀 수 있는 발상의 전환에 관한 것입니다. 칸쿤 님을 본받자는 것은 결코 칸쿤 님이 가진 체력의 결과와 비교해서 정량적으로 따라가자는 뜻이 아닙니다. 즉 그가 가진 운동의 정성적인 원리와 방법론의 이해를 통한 자신을 극대화하는 것입니다. 예를 들어서 5시간 운동을 하는 칸쿤 님을 보통사람은 따라갈 수가 없습니다. 운동선수에게도 5시간 운동은 쉽지 않은 수치입니다. 따라서 절대 운동량을 맞추는 것이 아니라 자신을 극대화하는 경지를 빨리 발견하는 데에 주안점을 둬야 합니다.

그러려면 우린 기록하는 습관을 길러야 합니다. 약효일지를 통하여 파병 환우들은 이미 약물의 효과에 대해 기록하고 계실 것입니다.

마찬가지로 우린 자신의 체력의 한계점과 적절한 범위를 기록하여 자신에게 알맞은 운동과 시간을 알아내야 합니다. 그리고 그러한 운동이 노화를 늦추는 요소들을 골고루 포함하고 있어야겠지요. 또 낙상의 위험이 있는 운동은 피해야 합니다. 약물 반응이 다르듯이 운동 역시 자신에게 적합한 것과 필수적으로 해야 하는 것 사이의 조화가 병의 진행을 늦추는 길입니다.

그리고 《안녕 파킨슨》 40쪽에 있는 가소성이란 개념을 잘 익혀두시는 것이 포기하지 아니하고 지속적으로 운동하게 하는 에너지가 됨을 기억하시기 바랍니다.

| 'DDR'을 해봅시다

우리나라는 노래방 문화가 자리잡고 있어서 가라오케가 많이 발전되어 있습니다. 물론 퇴폐적인 노래방도 있겠지만, 가족끼리 같이 가서 노래를 부르며 스트레스를 푸는 건전한 공간으로 활용될 수도 있습니다. 그래서 개인적으로 파킨슨병 환우분들에게 건전한 노래방은 좋은 장소라고 생각됩니다.

그런데 한때 이 노래방을 능가하는 인기를 누렸던 것이 바로 DDR

입니다. 근데 이 DDR이 보행동결과 보행장애에 효과가 있다는 결과가 재활 연구 쪽에서 흘러나오고 있습니다. 파킨슨병 환우분들은 보행장애가 주증상임을 고려해 볼 때 DDR은 아주 좋은 치료법입니다. 댄스가 파병에 좋다는 것은 이미 연구로 확증되었습니다. 《안녕 파킨슨》 44쪽)

DDR은 게임기임으로 밟을 때마다 점수가 올라가서 성취감을 고취하고 음악과 함께 무게 중심을 이동하는 연습을 하기 때문에 운동지수 향상에 크게 기여합니다. 가격도 비싸지 않아서 컴퓨터에 연결하여 최대한 속도가 느린 것부터 시작하면 분명히 파병 진행을 느리게하는 데 큰 도움을 주오니 초파 환우분들에게 적극 권장합니다.

비타민 D의 부활

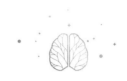

한때 비타민 D가 영양제의 중심 성분으로 매스컴에 한창 뜨겁게 오르락내리락하였습니다. 그런데 최근 연구에 의하면 비타민 D가 파킨슨병과 깊은 관련이 있다는 설이 등장하고 있습니다. 즉 비타민 D가 부족하면 파킨슨병이 나타난다는 연구가 설득력을 얻고 있습니다.

지금부터 그동안 연구 결과 20건을 분석하여 설명드리겠습니다. 비타민 D는 D 수용체를 통하여 근골격계의 기능을 강화합니다. 전구물질인 하이드로실 비타민(25-(OH)D)로 혈액 속에 존재하다가 효소를 통하여 비타민 D로 전환되어 뇌 속에 산재하게 됩니다.

구체적으로 비타민 D는 피하조직에서 전구물질인 25-(OH)D로 합성되고 그런 뒤에 두 번 수산화 과정을 거쳐서 활성화 구조인 1,25-(OH)2D가 됩니다. 수산화 과정이란 산소 원자 두 개 중에서 하나가 사용되는 화학반응을 의미합니다. 첫 번째 수산화 과정은 간에서, 두 번째 수산화 과정은 신장에서 일어납니다. 1,25-(OH)2D는 D

수용체를 가동시키고 유전자를 전사시킵니다.

Table 2
Meta-analysis of serum 25(OH)D levels in patients with Parkinson's disease and in healthy controls

Study or Subgroup	PD			Control			Weight	Mean Difference	Year
	Mean	SD	Total	Mean	SD	Total		IV,Fixed,95% CI	
Sato 1997 H&Y 3–5 [9]	8.9	3.2	51	21.6	3.1	33	24.8%	−12.70 [−14.07, −11.33]	1997
Sato 2005 [15]	11.9	6.5	142	33.3	3.1	99	30.9%	−21.40 [−22.63, −20.17]	2005
Abou-Raya 2009 [10]	12.9	9.9	82	21.6	4.8	68	7.9%	−8.70 [−11.13, −6.27]	2009
Evatt 2011 [11]	31.9	13.6	97	37	14.5	99	3.0%	−5.10 [−9.03, −1.17]	2011
Van des Bos 2013 [13]	19.3	8.1	186	22.7	9.2	802	26.6%	−3.40 [−4.73, −2.07]	2012
Peterson 2014 [14]	15.7	9.6	80	16.4	9.9	154	6.8%	−0.70 [−3.32, 1.92]	2014
Total(95% CI)			638			1255	100.0%	−11.55 [−12.23, −10.86]	

Hetergeneity: Chi^2 = 474.94, df = 5(P < 0.00001); I^2 = 99%
Test for overall effect: Z = 33.09(P < 0.00001)

시험 결과는 아래 표에서 확인할 수가 있습니다.

8개의 시험 결과에서 건강한 사람과 파병환자 간의 비타민 D 수치를 비교하였습니다. 그 결과 특히 마지막 시험을 제외하고 모든 실험에서 건강한 그룹이 비타민 D의 수치가 높았습니다. PD는 여기서 파킨슨병 환자들이고 Control은 건강한 사람을 의미합니다.

표에서 2번째 열이 비타민 D이고 세 번째 열이 위약입니다. 측정값이 적을수록 건강한 사람에 가깝습니다. 표에 의하면 위약보다 비타민 D가 모두 우수한 결과가 나왔습니다.

비타민 D는 일반적으로 뼈를 튼튼하게 하고 골다공증에 필수적인 영양소로 알려져 있습니다.

	Vitamin D₃ (n = 55)	Placebo (n = 57)	Difference between groups	
			RR (95% CI); RD (95% CI)	P (95% CI) or P
HY stage (stages 1–5)				
Change (after − before)	0.02 ± 0.62²	0.33 ± 0.70		0.005 (0.003, 0.006)ᶠ
Within-group *P*	0.79	0.0006		
Not worsened or improved [n (%)]	16 (29.1)	7 (12.3)	2.37 (1.06, 5.31); 0.17 (0.02, 0.32)	0.028ᵈ
UPDRS total (0–195)				
Change (after − before)	−0.87 ± 12.8	4.20 ± 14.5		0.11 (0.10, 0.11)ᶠ
Within-group *P*	0.85	0.05		
Not worsened or improved [n (%)]	21 (38.2)	22 (38.6)	0.99 (0.62, 1.58); −0.00 (−0.18, 0.18)	0.96ᵈ
UPDRS part I (0–16)				
Change (after − before)	0.11 ± 1.30	0.49 ± 1.63		0.28 (0.27, 0.29)ᶠ
Within-group *P*	0.66	0.06		
Not worsened or improved [n (%)]	12 (21.8)	12 (21.1)	1.04 (0.51, 2.11); 0.01 (−0.14, 0.16)	0.92ᵈ
UPDRS part II (0–48)				
Change (after − before)	−0.87 ± 12.8	4.37 ± 14.6		0.004 (0.003, 0.006)ᶠ
Within-group *P*	0.32	0.004		
Not worsened or improved [n (%)]	26 (47.3)	16 (28.1)	1.68 (1.02, 2.78); 0.19 (0.02, 0.37)	0.036ᵈ
UPDRS part III (0–108)				
Change (after − before)	−1.05 ± 10.0	1.05 ± 9.09		0.26 (0.25, 0.27)ᶠ
Within-group *P*	0.37	0.58		
Not worsened or improved [n (%)]	27 (49.1)	27 (47.4)	1.04 (0.71, 1.52); 0.02 (−0.17, 0.20)	0.86ᵈ
UPDRS part IV (0–23)				
Change (after − before)	0.35 ± 1.54	0.44 ± 1.32		0.48 (0.47, 0.49)ᶠ
Within-group *P*	0.07	0.006		
Not worsened or improved [n (%)]	9 (16.4)	8 (14.0)	1.17 (0.48, 2.80); 0.02 (−0.11, 0.16)	0.73ᵈ
MMSE				
Change (after − before)	−0.33 ± 2.16	0.27 ± 1.74		0.12 (0.12, 0.13)ᶠ
Within-group *P*	0.42	0.11		
Not worsened or improved [n (%)]	31 (63.3)	43 (78.2)	0.81 (0.63, 1.04)−0.15 (−0.32, 0.02)	0.09ᵈ
PDQ39 total				
Change (after − before)	−5.41 ± 17.4	−3.15 ± 17.5		0.32 (0.31, 0.32)ᶠ
Within-group *P*	0.04	0.30		
Not worsened or improved [n (%)]	33 (67.3)	31 (56.4)	1.19 (0.88, 1.62); 0.11 (−0.08, 0.30)	0.25ᵈ
PDQ39 mobility				
Change (after − before)	−3.80 ± 25.3	−0.77 ± 26.6		0.49 (0.48, 0.50)ᶠ
Within-group *P*	0.29	0.95		
Not worsened or improved [n (%)]	24 (50.0)	24 (43.6)	1.15 (0.76, 1.73); 0.06 (−0.13, 0.26)	0.52ᵈ
PDQ39 activities of daily living				
Change (after − before)	−2.47 ± 23.9	−0.83 ± 24.7		0.29 (0.28, 0.30)ᶠ
Within-group *P*	0.22	0.94		
Not worsened or improved [n (%)]	29 (59.2)	21 (38.2)	1.55 (1.03, 2.33); 0.21 (0.02, 0.40)	0.032ᵈ
PDQ39 emotional well-being				
Change (after − before)	−5.27 ± 22.6	−3.56 ± 21.8		0.41 (0.40, 0.42)ᶠ
Within-group *P*	0.06	0.29		
Not worsened or improved [n (%)]	31 (63.3)	24 (43.6)	1.45 (1.00, 2.10); 0.20 (0.01, 0.38)	0.045ᵈ
PDQ39 stigma				
Change (after − before)	0.30 ± 23.9	−5.45 ± 16.5		0.29 (0.28, 0.30)ᶠ
Within-group *P*	0.91	0.05		

    표에서 2번째 열이 비타민 D이고 세 번째 열이 위약입니다. 측정값은 적을수록 건강한 사람에 가깝습니다. 표에 의하면 위약보다 비타민 D가 모두 우수한 결과가 나왔습니다.

    비타민 D는 표고버섯 송이버섯 고등어 정어리 달걀 등에 포함되어 있습니다. 또한 햇볕을 쏘이면 몸속에서 합성이 됩니다. 그래도 부족하다고 여겨지면 비타민 D가 포함된 영양제로 먹는 것입니다.

    결론적으로 비타민 D가 일부 연구에서 신경세포 보호기능과 세포 영양에 깊은 관련이 있는 것으로 알려져 있습니다. 대부분의 시험에서 좋은 결과가 나왔지만, 일부 연구에서 부정적 결과가 나와서 아직은 어떠한 결론을 내리기가 힘듭니다. 다만 경제적으로 여유가 있는 환우는 비타민 D가 들어 있는 영양제를 시도해볼 만하다고 여겨집니다. 그러나 과잉 복용은 낙상의 위험이 있다고 알려져 있습니다.

글루타치온 치료법−제1화

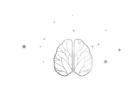

어느 쉼터 회원님께서 글루타치온 치료법에 대하여 질문을 해서 2회에 걸쳐서 소개하고자 합니다. 글루타치온을 이해하기 위해서는 아미노산과 단백질에 대한 기본지식이 필요하기에 이해하시기 쉽게 설명드리겠습니다.

우리 몸을 구성하고 각종 에너지를 조정하고 각종 신체에서 일어나는 화학반응을 조절하는 역할을 하는 것이 아미노산이고 이 아미노산이 여러 개가 기능에 따라 합쳐진 것이 바로 단백질입니다. 예산을 잘 분배하여 부서별로 사용하는 곳이 정부입니다. 어떤 에너지를 이용하거나 만들어 내기보다는 공급하거나 조절하는 역할을 하는 물질이 단백질입니다. 여기서 단백질은 정부에 해당하고 교육부나 외교부 같은 부서는 아미노산에 해당합니다.

글루타치온과 비슷한 이름으로는 글루타민이란 아미노산이 있는데 20개의 아미노산 중에서 우리 몸에 가장 많이 분포하며 비필수 아미노산입니다. 비필수 아미노산이란 우리 몸 내에서 만들어 낼 수 있는 아미노산입니다. 비필수라고 중요하지 않다는 오해는 마시기 바랍니다. 오히려 더 중요하기 때문에 신체 내에서 만들어진다고 보아야 합니다. 글루타민은 신체에서 발생하는 암모니아를 처리하거나 면역체계를 강화하고 수술 후 감염을 방지하는 역할을 합니다.

다음으로는 《안녕 파킨슨》 196페이지 〈그림 5〉에서 나오는 글루타마이트와의 관계를 살펴보겠습니다. 글루타마이트란 다른 말로 글루타민산이라고 합니다. 주로 단백질 형성을 하는 몇 개의 아미노산으로 구성된 비필수적 아미노산입니다. 특별히 신경전달물질의 역할을 하여 주로 흥분신호를 신경계에 전달하는 역할을 하고 억제성 물질인 GABA 생성에도 큰 역할을 합니다. GABA가 관여하는 위치는 상기 책의 그림에 나와 있습니다.

다음으로 우리가 관심을 가지고 있는 글루타치온에 대하여 알아보겠습니다. 글루타치온은 글루타마이트와 2개의 다른 아미노산으로 구성된 화합물로 단백질과 다른 물질 간의 결합을 유지하게 하는 기능과 항산화 효과를 발휘하는 물질입니다. 또한 세포가 손상되는 것을 보호하고 다른 아미노산을 흡수하고 사용하는 역할을 합니다.

글루타치온이 각광을 받게 된 것은 버클리대 교수인 레스터 팩커의 항산화네트워크의 이론이 《항산화 기적》이란 책에서 소개하면서 시작되었습니다. 항산화네트워크란 음식 간에도 서로 상극이 있듯이 항산화 물질 간에도 서로 음양이 존재한다는 이론입니다. 그리하여 글루타치온을 포함하여 다른 항산화 물질(비타민C, 비타민E, 코엔자임큐텐, 글루타치온, 알파리포산) 간의 관계를 규명하였습니다.

예를 들어서 글루타치온이 부족하면 비타민C가 혈관뇌장벽(BBB)을 잘 통과하지 못하여 파킨슨병이 악화되기 때문에 고농도 글루타치온을 유지하면 파킨슨병이 개선된다는 이론입니다.

다음 제2화에서는 글루타치온 요법으로 파킨슨병 임상시험 결과를 소개하여드리겠습니다.

글루타치온 치료법–제2화

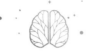

　제1화에서 글루타치온의 정체를 밝혔습니다. 이번에는 글루타치온을 직접 투여한 임상시험을 소개하겠습니다. 실제로 파킨슨병 환자에게 글루타치온의 양이 현격하게 줄어든 것이 영상 이미지에서 발견되었기 때문에 글루타치온을 보충하였을 때의 효과를 시험하고자 하는 것은 자연스런 접근입니다.

　실제로 글루타치온은 FDA(미국 식약청)의 허가를 받을 필요가 없는 영양제로 지난 18년간 미국 전 지역에서 팔려 왔습니다. 그러다 보니 글루타치온이 항산화 효과가 있고 자유래디컬(노화나 병을 유발하는 세포 찌꺼기)을 청소하는 역할을 한다는 이론적 근거가 분명함에도 불구하고 이를 뒷받침할만한 근거 자료가 없었습니다. 영양제로 파는 회사 역시 코엔자임 큐텐처럼 비싼 임상실험을 하지 않고 판매를 해왔습니다. 회사 입장에서는 하지 않아도 허가가 날 제품에 대하여 임상실험을 할 이유가 없지요. 이런 영양제에 대하여 임상실험을 주도할 수 있는 곳은 바로 영화배우 마이클 제이 폭스가 기부한 금액으로 세운 재단 같은 곳뿐입니다. 자본주의는 모든 것이 돈에 움직이기 때문에 영리를 목적으로 하는 곳에서는 절대로 하지 않을 실험을 이런 비영리재단에서 하게 되는 것입니다. 기부문화가 하루빨리 대한민국에서 정착되어 어려운 이웃을 돕는 문화가 정착되기를 바랍니다.

글루타치온에 대한 임상시험도 바로 마이클 제이 폭스 재단에서 지원하는 금액으로 진행되었습니다. 임상에 임한 환자 수는 45명(대부분이 초기 환자)이었으며 이중맹검법과 위약 연기투약법(《안녕 파킨슨》 164쪽)을 시행한 결과 고농도 글루타치온에서 통일척도지수(UPDRS)가 4.6으로 호전되었고 운동 분야는 2.2가 호전되는 결과를 보였다. 통일척도지수가 총 147이고 운동 분야 총지수가 56점임을 고려해 볼 때 실험 결과는 인상적이지 못했습니다. 즉 위약에 비하여 별로 크게 나아 보이지 않았습니다.

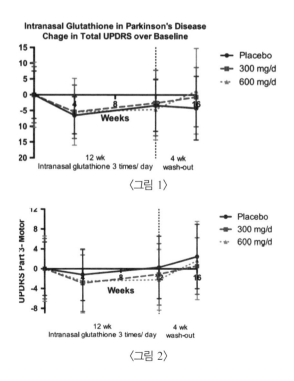

〈그림 1〉

〈그림 2〉

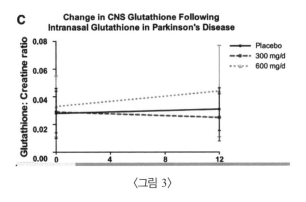

〈그림 3〉

　〈그림 1〉과 〈그림 2〉는 총 UPDRS의 값의 변화와 운동 UPDRS의 값의 변화를 나타냅니다. 〈그림 3〉의 중간 선은 위약이며 아래의 점선은 300㎎, 그리고 제일 위에 점선은 600㎎을 나타냅니다. 기본적으로 글루타치온의 투여와 위약 사이에 별로 큰 차이가 없음을 보여주고 있습니다. 〈그림 3〉은 중추신경계의 글루타치온의 변화를 묘사하고 있습니다. 여기서는 시간이 갈수록 고용량이 위약에 비하여 글루타치온 비율에서 차이가 많이 나고 있습니다. 또한 위약 효과가 현저하게 월등하기에 좀 더 대용량의, 그리고 장기적인 임상시험의 필요성이 대두되고 있습니다.

　결론적으로 글루타치온 요법은 소규모 임상실험에서는 좋은 결과를 내지 못했습니다. 그러나 다른 생물학적인 증거가 긍정적으로 드러남에 따라서 차후의 가능성을 열어놓았습니다.

글루타치온 치료법-위약효과

• 위약이란?

임상실험에 사용되는 성분이 어떤 것도 들어가지 않는 약입니다. 일종의 눈속임 약입니다.

임상시험은 반드시 위약이 들어가야 하는 이유는 약 복용에 심리적인 요소가 작용하기 때문에 치료성분이 들어가지 않아도 심리적 요인이 작용하여 증상이 개선될 수 있기 때문입니다. 그래서 일반적으로 위약효과는 환자가 진짜 약에 대해서 얼마나 신뢰를 가지고 있느냐에 따라 달라집니다. 예를 들어서 글루타치온 같은 경우에는 18년 동안 미국 전 지역에서 판매되면서 어느 정도 효과가 있는 것으로 알려져서 환자들이 서로 임상실험을 하겠다고 하는 바람에 조정에 어려움이 있을 정도였다고 합니다. 그리고 환자들이 거는 기대가 커서 그런지 다른 어떤 임상실험보다 더 좋은 결과를 기대했습니다.

다음 그림에서는 글루타치온의 위약 위력을 보여주고 있습니다.

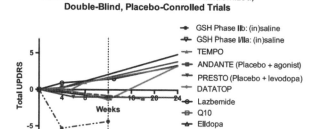

위의 그림은 파킨슨병에 관련된 그동안에 역사적인 임상시험을 다 모아 놓은 것입니다. 자세히 보시면 글루타치온(GSH IIb)이 가장 점수가 높습니다. 몇 가지 이름들은 여러분들이 익숙하실 것입니다. 예를 들어서 TEMPO(《안녕 파킨슨》, 83쪽), Elidopa(138쪽), DATATOP(115쪽)은 이미 《안녕 파킨슨》 책에서 소개한 바 있습니다. 그리고 ANDANTE는 효현제에다 라사질린(아질렉트)를 추가한 시험입니다. 그리고 PRESTO 는 레보도파에 라사질린을 추가한 시험입니다.

한편 Q10은 코큐텐이며 Lazbemide는 〈신약탐방기 제2화〉에서 언급된 공산 게릴라에 해당하는 마오비를 때려잡는 경찰이라고 보시면 됩니다. 글루타치온에 관한 시험은 2개가 있었는데, 이번에 한 시험이 바로 2상 b인 GSH Phase IIb이며 GSH Phase I/IIa는 과거에 한 시험 이었습니다.

이처럼 위약효과가 글루타치온에서 뛰어난 결과가 나온 것은 이번 시험에 대한 거는 기대가 큰 결과로 볼 수 있습니다. 예를 들어서 임상시험에 임하는 환자 중 한 사람이 쓴 이메일에는 "'글루타치온-기적'을 일으키는 약 임상시험에 꼭 참가하고 싶어요. 자리가 있을까요? 지금은 안 된다면 언제 가능할까요?"라고 적혀 있었다. 당신들의 열정과 에너지가 바로 치료제입니다.

이런 식의 반응들이 위약의 효과를 극대화시켜서 글루타치온이 위약에 비하여 상대적으로 높지 않은 결과를 가져왔고, 그래서 다시 한번 좀 더 큰 환자군과 장기적인 관찰의 필요성이 대두되고 있습니다. 아무런 효과 없는 성분이 들어있는 약을 먹어도 그 결과가 각각 다른 데 하물며 우리가 마음을 잘 다스리는 것이 얼마나 중요한지를 단적으로 보여주는 결과입니다. 그러니 환우 여러분 항상 밝고 긍정적인 마음을 가지시기를 간절히 바랍니다.

아! 스승님

지난 토요일 고등학교 담임 선생님께 전화를 드렸다. 난 오늘의 내가 있기까지 수많은 사람으로 도움으로 오늘 이 자리에 왔다고 생각하기 때문에 정기적으로 은사님께 전화를 드린다. 그중에서도 대표적인 분이 고등학교 은사님이시라고 생각한다. 그래서 몇 년 전에는 직접 찾아가서 인사드렸다.

근데 전화상으로 전해오는 은사님의 말투와 어조가 옛날 같지가 않다. 이 은사님의 기억력은 가히 초인적이다. 동경대학 73년도 몇 번째 문제이심을 기억하시고 학생들의 이름은 자기 반 남의 반 가릴 것 없이 다 기억하시는 데 1주일이 걸리지 않는다. 그래서 이름을 직접 부르시기에 수업 시간에 딴짓을 할 수 없다.

내 친구는 나와 같은 반이 아닌데도 졸업 후 10년 만에 우연하게 길에서 만났는데, "너 창옥이 아니가!"라고 하실 정도로 소름 끼치는 기억력을 과시하시는 화학 선생님이셨다. 그리고 그분은 수업 시간에 분필 한 개만 들고 들어오셨다. 모든 것이 그분의 머릿속에 다 들어있기 때문이다.

《아재 개그》의 저자인 난 싫어했던 화학 과목에 복수라도 하듯 은사님과 통화 과정에서 선생님께 캔디(candy)를 구성하고 있는 두 가지 화학원소를 아시냐고 대한민국 최고의 화학전문가이신 선생님께 장난기 어린 목소리로 물었다. 그런데 선생님의 답은 "무신 소리를 하는지 모르겠다."라는 대답을 하셨다. 나는 순간 당황할 수밖에 없었다.

그 순간 은사님께 무슨 일이 일어나고 있고 내가 이해할 수 없는 상황이 벌어진 것 같았다. 그래서 얼른 은사님께 사모님을 바꾸어 달라고 했는데 아들이 전화를 받았다. 그리고 은사님이 지금 파킨슨병을 앓고 계신다고 하시며 2년 정도 되신다고 하였다. 그리고 치매가 오셔서 기억을 했다 못 했다 하신다고 했다. 나는 망치로 한 대 맞은 듯한 상태로 한동안 휴대폰을 들고 멍하게 천장을 바라다보았다.

'은~은사님이 파킨슨병에 치매까지 오시다니….'
나는 서러움이 복받쳐 나의 눈에서 눈물이 하염없이 흘러내렸다. 18년 전 "당신의 병은 파킨슨병이요"라는 진단을 내렸을 때는 아무것도 몰라서 두꺼비처럼 눈만 껌벅거리며 "파킨슨병이 뭡니까"를 되물었지만, 수없는 고통과 시련과 싸워야 하는 이 병의 실체를 안 뒤에는 스승님의 진단을 듣는 순간 슬픔이 파도처럼 밀려왔다.

우선 진정하고 생각을 추스른 후에 누가 진단을 내렸는지 하나하나 묻기 시작했다.

"창원파티마병원 신경과 김○○입니다"라고 스승님의 아들은 낭랑한 목소리로 이야기했다. 나는 얼른 스마트폰으로 검색했다. 다행스럽게도 그의 주전공은 파킨슨이었다. 출신은 지방의대였지만 요즈음은 지방의대 수준이 높으니 괜찮은 것 같았다. 더욱이 국내학회와 국제학회에 논문을 낼 정도이니 일단은 실력을 인정했다. 다음은 처방전을 달라고 하여 확인해보니 무려 10종류의 약을 먹어야 했다. 처음에는 무슨 약이 이렇게 많은가 싶어 다 빼고 싶었지만, 자세히 들여다보니 대부분은 알츠하이머와 치매에 관한 약이라서 그대로 드셔야 할 것 같아서 추가하시라고 하고, 나머지는 가래, 그리고 혈액순환이 잘되게 하는 약이었다.

마지막으로 가장 중요한 약인 스타레보가 500㎖/일 그리고 아질랙트 1㎎이 처방되었다. 물론 약의 용량이 연차에 비하여 많은 것처럼 보이나, 늘 이야기하지만, 연차는 참고사항이지 처방의 기준은 UPDRS이다. 이런 값이 의미하는 것도 모르고 조언하는 것은 무지한 처사이고 위험한 조언이다. 그래서 파킨슨 전문가이시니 믿고 계속 지켜보아야 한다. 물론 의사의 처방도 중요하지만 자신의 몸을 제일 잘 아는 사람은 자신이다. 그래서 약의 약은 의사와 잘 협의하여 결정하면 무리가 없다. 그런데 '의사가 내 몸을 어떻게 알아?'하고 자신만이 제일 많이 아는 것이라는 독단과 오류는 위험한 결과를 초래할 수 있다.

1차적인 정보는 요즈음 그야말로 파킨슨계 명의들의 진료를 받으려면 1년에서 6개월을 기다려야 하고 진료 시간도 3분 정도밖에 안 되는 현실이라서, 차라리 그렇다면 지방 병원의 젊은 의사들에 관한 정보를 공유하는 것도 좋을 것 같아서 우선 처음 시도로 창원 파티마병원 신경과를 올립니다. 이 병원에서 치료를 받고 계시는 분들의 소감을 올려주시면 좋겠습니다.

스승님, 파병을 잘 이기셔서 만수무강하소서….

제자 김동일(파도소리) 올림
*(2021년 3월에 스승님께서는 소천하셨다.)

신기술 탐방기 :

제1화–DBS(Deep Brain Stimulation)

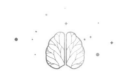

신약 탐방기가 첫 신호탄을 쏘아 올린 지가 벌써 만으로 10년이 되었습니다. 신약 탐방기에 보내주신 뜨거운 반응과 격려의 말씀에 깊이 감사의 말씀을 올립니다.

10년이면 강산도 변화한다는 자연의 섭리를 우리가 살고 있는 세상에 적용해보면, 신기술로 인한 변화가 우리의 삶을 바꾸어놓고 있습니다. 특별히 이세돌이 알파고에 처참하게 깨지고 난 뒤의 충격은 심각하였지요. 임박한 신기술은 로봇과 자율주행차입니다. 전기차는 이미 주문이 들어와서 휘발유 차가 곧 사라질 예정입니다.

파킨슨계의 변화는 온젠티스와 아질렉트의 출현이 시장판도에 영향을 주었지만, 줄기세포 연구에 코로나 사태가 덮쳐와서 임상결과가 지연되고 있습니다. 또한 이상단백질 영향으로 알파시뉴클레인 연구도 2021년 현재까지도 완전한 치료제는 개발되지 않아서 우리 환우들의 애를 태우고 있습니다. 많은 약속 남발이 희망고문이 되어서 안타까운 마음 금할 길 없습니다.

과거를 거울삼아서 정말로 가능성이 있는 분야에 시간과 노력을 투자해야 할 것으로 사료됩니다. 이제는 국적을 불문하고 최선을 다하는 기업을 지원해야 할 것입니다. 2015년까지는 줄기세포든 이상 단백질이든 그 결과가 나올 것으로 기대합니다.

　이제 신약 탐방기 후속으로 신기술 탐방기를 시작합니다. 환우 여러분들의 따스한 지원과 사랑 어린 격려로 시작해볼까 합니다.

　파킨슨 약이 한계에 도달하면 우린 쉽게 수술이 그다음 옵션으로 여기지만 수술 대상이 환자의 15%밖에 되지 않는다고 하니 약물치료 다음은 수술치료라는 공식은 적합하지 않을 수 있습니다. 오히려 초기부터 재활치료와 약물치료를 병행하는 것이 바른 진단과 치료법으로 예상됩니다.

　즉 구체적으로 어떤 운동을 어떻게 하고 나서 약 처방에 들어간다면 허니문 기간이 길어지고 상대적으로 건강한 삶의 질을 유지할 것으로 예상됩니다. 그러나 인간의 몸은 매우 간사합니다. 특별히 파킨슨 환자의 경우는 더욱 심각합니다.

　복용하면 황소와 싸울 수 있는 힘을 도파민 약이 공급해주기 때문에 어느 누가 재활에 집중하려고 할지 의문이 듭니다. 그러나 여기서 우리는 강한 정신력이 필요합니다. 왜냐하면 담당 주치의가 그 심각성을 인식하고 강하게 경ㄱ성 충고를 해야 함에도 불ㄱ히고 서시히 진행되는 신체의 기능 저하를 자신이 직접경험하지 못하고 완만하게 악화되는(퇴행성) 질병으로 인하여 더욱더 느슨한 진단을 내리기 쉽습니다. 그래서 재활에서도 하면 좋고 안 해도 그만 같은 식의 진료는 허니문 기간을 단축시키고 파병과 파병 환우의 인식이 재활전문가들에게 좋지 않게 비추어질 수밖에 없습니다.

본인이 겪었던 경험에 비추어 볼 때 운동과 재활에 대한 강도를 주치의들은 환자에게 더 강하고 심각성을 만날 때마다 강조해야 하고 재활을 무시한 결과가 얼마나 심각한 결과를 맞이하게 될지를 상기시켜주어야 합니다.

재활의 초점은 집중과 선택입니다.
즉 구체적으로 어떤 운동을 어떻게 하고 나서 약 처방에 들어간다면 허니문 기간이 길어지고 상대적으로 건강한 삶의 질을 유지할 것으로 예상됩니다. 그러나 한국문화의 폐쇄성으로 인하여 같은 병원 내에서 협진마저도 쉽지 않은 상황이고, 한방과의 공진(공동진료)은 요원해 보입니다. 공진이 속히 합법화되면은 우리 환우들이 비싸게 주는 한방치료비는 보험 혜택을 받음으로써 새로운 치료의 시대가 열릴 것으로 기대됩니다.

양방이 한방을 바라다보는 시각을 바꾸지 않는 한 공진은 불가능합니다. 한방을 비과학적 시대에 적응 못하는 뒤떨어진 구시대의 유물로만 보는 양의가 경락의 존재와 기의 유무를 인정하지 않는 출발선의 위치가 서로 다른 입장이라서 국내에서는 아마도 스스로 풀기 어려울 것 같습니다. 그래서 환우 입장에서 보면 밥그릇 싸움 같아 보여서 같이 모임을 하도록 장을 열어주어서 합의를 볼 수 있도록 하는 캠페인을 열어야 하지 않을까 사료됩니다.
파이가 커지면 오히려 합의가 힘들어지니 질병별로 각자 시작해보는

것이 어떤는지요? 제2화에서는 최신 데이터와 파라미터값으로 DBS를
풀어보겠습니다.

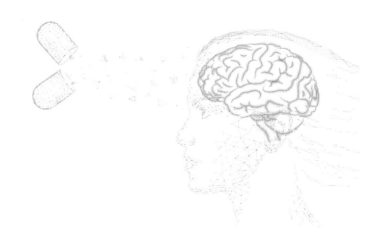

신기술 탐방기 :

제2화-DBS(Deep Brain Stimulation)의 준비 및 검사

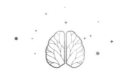

    필자는 청소년기에 양방보다는 한방치료를 통하여 치료를 받아서 그런지 수술을 몸에 칼을 대는 작업이라 여겨 섬뜩하고 공포스럽게 여겨 왔다. 그래서 그런지 파킨슨병 수술은 아예 치료 옵션에 포함시키지 않고 살아왔다.

    그러나 진단하고 14년째 접어들고서부터는 약으로 조절하기가 힘든 오프상태가 길어지고 땀이 비 오듯 하여 내의와 겉옷을 적셨다. 특별히 오프상태가 길어지는 한밤중에는 화장실을 갈 수 있는 힘이 없어서 침실에 소변통을 두고 자야 볼일을 볼 수 있었다. 처음에는 매트리스에서 꿇어앉아서 볼일을 보다가 점점 앉을 수가 없어서 누워서 볼일을 보아야 했다. 그러나 시간이 지나면서 도파민 뇌세포가 점점 줄어들자 몸을 돌려서 눕기도 힘들어서 다리 사이에 오줌통을 끼우고 자면서 소변을 보아야 하는 상태에 이르게 되었다. 말이 쉽지 매일 한밤중에 오줌을 흘리지 않고 볼일을 보아야 하는 일이 반복되자 깊은 잠을 잘 수가 없고 병은 빠른 속도로 악화되는 느낌이 들었다. 또한 주간 오프 시간에는 호흡 쪽의 자율신경이 망가진 것인지 숨쉬기가 너무 힘들었다.

이런 고통은 약을 먹으면 사라지니까 반복적으로 나타나는 고통의 순간은 이를 악물고 견디면 되지만 짧아진 온 시간에 식사하고 양치질하고 옷을 갈아입으려는 순간 오프가 오면 완전히 미라처럼 되는 일이 반복되자 드디어 마지막 남은 옵션인 수술을 고려하게 되었다.

수술을 결정하고 수술동의서에 보호자와 함께 사인을 하였다. 어떤 결기가 느껴졌다. 각종 검사를 하였다. 그동안 다녔던 병원이라서 다행스럽게 모든 검사는 절차대로 잘 진행되었다. 결과도 순조롭게 진행되는 듯했으나 도파민 계열의 약을 회수하고 약 복용을 중지한 후로부터 마치 마약을 끊은 뒤에 나타나는 금단현상에 비견될 고통이 한꺼번에 몰려왔다.

등이 가려운데 오프상태가 계속되니 몸을 돌릴 수 없었다. 미칠 지경이었다. 다음날 아침에 젊은 담당의사가 나타나서 상태를 물었다. 나는 수술이고 뭐고 다 집어치우고 퇴원하고 싶다는 말이 목구멍까지 올라왔으나 꾹 눌러 참고 언제쯤 약을 먹을 수 있는지를 물었다. 72시간이 원칙이지만 48시간으로 줄여주겠다고 하였다. 난 36시간 이상은 견디지 못하겠다고 하였다. 36시간도 견딜 수 있을는지 알 수 없었지만, 지금까지 분위기를 보아서는 36시간 역시 제일 짧은 시간인 것 같았다. 겨우 합의를 봐서 36시간이 지나서 비디오를 찍자고 상호 동의하였다. 이 과정은 'Drug Holiday'라고 하는데 주로 수술 전 등의 때에 약의 부작용을 줄이기 위해서 약 공급을 중단하는 기간을 의미한다. 전문의들은 약의 Baseline을 찾는다고 한다. 즉, 약의 영향이 없는 상태의 신체조건을 알아서 수술 효과가 얼마나 큰지 파악하고자 하는 실험이었다.

어마어마한 수술비용이 건강보험으로 처리되기 때문에 그 기준에 적합하지 않으면 전(全) 수술 과정이 중단될 수 있다는 사실을 모른 채 응석을 부리고 있었던 것이다. 실제로 Drug Holiday 기간이 72시간이 아니라 1주일이 지나도 약 기운이 남아 있자 수술 진행이 멈추어지고 집으로 돌려보내는 병원 측의 반응을 보고 수술을 통하여 장사하는가 하는 의심은 사라졌다. 대부분의 수술이 메이저급병원에서 이루어지기에 법을 어겨가면서 수술을 하려고 하지는 않고, 기다리는 환자가 많아서 그런지 조건이 맞지 않으면 검사 기간에도 과감하게 돌려보내는 분위기였다.

이 사실을 잘 몰랐던 난 스스로 자멸하는 길을 택하고 있었다. 예를 들어서 Drug Holiday 기간에 치매테스트를 했는데 불합격판정을 받았다. 대부분의 환우는 평균 발병 기간이 8년 정도인데 필자의 경우는 14년 차에 하였으니 오프가 오면 아무것도 할 수 없는데 비하여 다른 환우들은 어려운(?) 치매테스트를 잘 넘겼지만 필자의 경우에는 상태가 너무 오래되어서 치매테스트를 통과할 수 없었다. 그래서 회진 오신 주치의께 항의를 하였다. 오프가 오면 세상이 다 귀찮고 아무것도 하기 싫은데 "하필이면 이때에 치매테스트를 합니까?"라고 하자 주치의께서는 그럼 약을 먹고 한 번 하자고 하셨다.

그때까지도 난 내가 블랙리스트에 올라가 있는 줄도 모르고 함부로 행동하고 있었다. 다행스럽게 치매테스트를 겨우 통과하여 준비와 검사과정을 마쳤다. 그러나 검사과정에서 밤 12시에 깨워서 MRI 검사를 시키는데 망치소리와 함께 견뎌야 하는 굉음은 고통스러웠다. '아, 이래서 수술하려면 기본체력이 받쳐주어야 하는구나'를 알 수 있었다. 그 밤과 새벽은 뜬눈으로 보내야 했다.

하늘이 도우셨는지 합의한 36시간을 보내고 비디오 촬영도 마치고 수술에 임하였다. 수술 과정에서 일어나는 고통 역시 쉽지 않았지만 준비과정에서 겪은 고통이 더 커서 철모 쓰는 과정은 잘 이겨내었다. 남은 과정은 다른 수술 환우 수기를 참고하기 바란다.

제3화는 수술 후 처리과정을 소개할 예정이다. 수술도 너무 늦게 하면 이런 고통스런 과정을 겪는다는 사실을 기억해야 한다.

신기술 탐방기 :
제3화−DBS(Deep Brain Stimulation)의 조정 파라미터

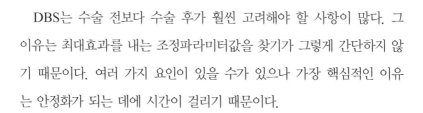

DBS는 수술 전보다 수술 후가 훨씬 고려해야 할 사항이 많다. 그 이유는 최대효과를 내는 조정파라미터값을 찾기가 그렇게 간단하지 않기 때문이다. 여러 가지 요인이 있을 수가 있으나 가장 핵심적인 이유는 안정화가 되는 데에 시간이 걸리기 때문이다.

그럼 하나씩 살펴보자. 여기서는 중국과 미국과 영국에서 있었던 임상실험을 토대로 합리적인 결과를 살펴보기로 한다.

1. 전압
임상실험을 실시한 환자 수는 87명이었다. 전압은 가장 중요한 파라미터이다. 직접적으로 파워를 주는 매개변수인지라 환자의 조정기에 포함되어 있다. 대략 0.0V~2.0V가 42% 1.5V~3.5V가 35% 2.0~4.0V가 18% 분포를 보였다. 또한 5V 이상이 5%였고 2V 미만이 1%였다.
전극을 심는 동안 같은 전극을 기준으로 주파수 펄스 넓이가 주어진 가운데 임의의 전압 범위 내에서 운동지수의 향상을 경험하였다.

심지어 4V 이상에서도 정지 시 발생하는 떨림과 경직에 향상이 관찰되었다. 그러나 그 이상의 고전압에서는 보행동결과 축방향운동에 오히려 악화를 가져왔다. 보행동결과 축방향운동은 삶의 지수를 나타내는 중요한 척도가 되며 축방향 운동이란 중력의 방향을 거슬러 올라가는 운동으로 보행, 균형감각 자세에 관한 운동이며 파킨슨병의 중요한 증세 중에 하나이다.

2. 주파수

초기 세팅값 : 130~185Hz

87명 가운데 10명에게 보행동결이 나타났고 그중에서 4명이 위치조정과 주파수를 130에서 60으로 낮추고 전압을 높여서 효과를 보았다. 그중 한 명은 극적인 향상을 보았다. 그러나 수술 후에 보행동결이 나타나는 경우는 24시간이 경과하자 개선 효과가 사라져서 떨림과 강직이 재차 나타나기 시작하였다.

3. 펄스 넓이

초깃값으로 60~120μs가 설정되었지만 최근 연구에 의하면 적은 펄스 넓이 값(60~90μs)이 부작용이 적으며 치료범위 내에서 효과적이라고 보고되었다. 하지만 본연구에서는 별로 차이가 없는 것으로 드러났다.

4. 기타 시도

모든 결과는 증상 개선 효과를 정확하게 예측하기 위해서 오프상태에서 시작하였다 그리고 펄스 넓이는 60으로 주파수는 130으로 설정되었다. 그리고 환자의 반응에 따라서 전압을 조정하였다. 이론적으로는 전압 2~3V에서 운동 효과가 가장 좋은 것으로 알려져 있지만 실제적인 차이는 없었다. 그리고 주파수 130~180Hz가 보행동결 치료에 효과적인 것으로 드러났다.

펄스 넓이 역시 증세를 완화시켰지만 전압이나 주파수만큼 효과적이지 않았다. 대부분의 증상은 한 번에 치료 효과가 나타나지만, 보행장애나 보행동결은 반복적인 작업을 필요로 한다. 그리고 이상운동은 전압을 낮추거나 약을 줄임으로써 완화시킬 수 있다. 또한 제어하기 힘든 눈 깜빡임은 주파수나 펄스 넓이를 줄이거나 약을 줄여서 증상을 개선할 수 있다.

이상은 구체적으로 파라미터를 조정하여 현재 수술한 환우들의 증상을 개선하기 위한 임상실험을 소개하였다.

임상파라미터는 중요도가 전압 주파수 펄스 넓이 임피던스 순으로 결정된다. 그래서 환자의 조정기에 전압을 조정을 할 수 있도록 그 기능이 포함되어 있다. 나머지 파라미터는 수술을 시행한 기관에서 가능하도록 되어 있다. 이런 시스템이 암시하는 것은 환우는 전압만 알고 나머지는 전문가에게 맡겨두라고 암시를 하고 있지만 실제 상황은 환자의 변화무쌍한 변화에 다양한 조합을 요구하기에 환자도 당연히 요구할 권리가 있다. 그러려면 어느 정도 기본지식이 있어야 한다.

가장 중요한 파라미터는 자극점의 위치이다. 뇌심부자극술의 최대장점 중 하나인 이른바 자극점의 위치를 변경할 수 있는 여유 자극점을 남기는 기술이다. 이 점이 수술 이후에 가장 근본적인 변경에 해당한다.

다음은 전압으로, 전류와 같은 개념적인 매개함수를 의미한다. 옴의 법칙에 의하면 전압은 전류에다 저항을 곱한 값이다. 여기서 저항은 사람의 신체에서 발생되는 생물학적 저항을 고려하면 그 값을 구할 수 있고 그 전압값이 이론적으로 2~3V 정도에 해당한다.

나머지는 임피던스는 교류전원에서 발생하는 파라미터로 직류전원의 저항값에 등가되는 매개변수이다. 이처럼 파라미터의 조정값이 바로 결정적인 파킨슨병의 증세를 완화하는 데 사용되기에 조정값의 의미를 기억하거나 기록으로 남겨야 한다.

특별히 초깃값의 세팅과 함께 끊임없이 동적으로 변화하는 파라미터값의 재조정과 단순반복적인 조정작업으로 인하여 인내심이 요구되는 과정인 탓에 환자들은 의구심과 심리적인 불안, 그리고 동요를 일으킬 수 있다. 그러나 대체적으로 1년이 경과하면 안정기에 접어들어서 일정한 파라미터값으로 설정이 되고, 그 이후에는 시간에 따르는 변화가 적어서 큰 문제를 일으키지 않는다.

그러나 주파수와 펄스 넓이는 환자에 따라서 변화무쌍한 값을 가지고 있어서 패턴을 찾기가 쉽지 않다. 딥러닝 기술을 이용하여 정확한 패턴을 찾는 연구가 시도되고 있는 것, 수술 후와 수술 중에 모든 과정에서 학습을 통하여 원히는 정확성을 찾아내는 AI기법 역시 시도할 만한 신기술이다.

수술 전후 비교 시 장단점은 무엇인가요?

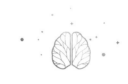

가장 큰 변화는 운동지수향상으로 생활지수가 향상된 것입니다. 서동 경직 진전에서 50% 이상의 개선으로 삶의 질이 달라졌습니다. 단점이라면 보행은 크게 개선되지 않아서 지금도 보행장애로 고생하고 있습니다.

수술을 권하시거나 반대하신다면 어떤 이유인지도 궁금합니다

신경과 선생님은 수술에 부정적이고 신경외과 선생님은 가능하면 빨리 수술하기를 원하시죠. 5년으로 되어 있는 현행법을 3년으로 바꾸어야 한다고 주장하시지요.

저는 약으로 다스릴 수 있으면 약으로 해결하지 굳이 수술할 필요가 없다고 생각합니다. 그러나 약으로 다스릴 수 없는 경우는 빠른 결단으로 수술을 권합니다. 수술이 좋은 점은 자극으로 인한 보너스가 있더군요. 예를 들면, 커피를 마시면 잠을 잘 수가 없었는데 수술 후는 완전히 불면이 해소되어서 얼마나 잠을 깊게 자는지 적게 자도 피곤치 않습니다. 불면의 밤으로 얼마나 고생했는지는 《안녕 파킨슨》을 참조하세요. 요즈음은 커피, 콜라 아무리 마셔도 누우면 바로 잡니다.

수술과 이론

수술은 그저 성공하면 재수가 좋은 것 아니면 재수가 없어서 실패한 것으로 이해되어 왔습니다. 이는 수술이 주는 이론적 근거가 상당히 주먹구구였다는 점에서 파킨슨병 환우들에게 명확하게 설명할 수 없다는 것이 수술의 약점으로 남아있습니다. 그렇다고 해서 전혀 막무가내의 방식은 아닙니다.

환자에 따라서 차이는 있지만 상당수의 환우가 보행장애 및 언어장애를 겪습니다. 문제는 둘 다 동시에 해결이 잘 안 되고 때로는 둘 중에 하나를 선택해야 할 경우가 있습니다. 그럴 경우 대부분의 환우는 보행을 선택합니다. 보통은 이런 선택이 당연지사이지만, 나의 경우에는 그리 간단하지가 않습니다. 난 말을 해서 먹고사는 사람입니다. 교수가 학생 앞에서 말을 하지 못하는 상황은 사형선고나 마찬가지입니다.

그럼 하나씩 살펴보겠습니다.

보행과 균형은 파킨슨병의 중요한 행동 중에 하나입니다. 관련된 장애를 해결하기 위하여 뇌심부자극술이나 도파민 관련 약제를 씁니다. 그러나 운동회로의 메커니즘이 완전하게 밝혀지시 않아시 수술이나 약물치료 둘 다 완전한 해법을 제공치 못하여 많은 환자들이 고통받고 있습니다.

하지만 일부 밝혀진 내용을 중심으로 부분적 해법을 제공하고자 합니다.

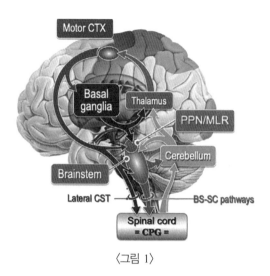

〈그림 1〉

　일단 보행과 균형, 낙상은 삶의 질과 사망률에 영향을 미칩니다. 그리고 약물과 수술치료는 파킨슨병에 도움을 주지만 FOG 같은 다른 문제를 불러와 파킨슨병 치료를 어렵게 하고 있습니다. 가장 심각한 증세인 낙상은 파킨슨병의 보행장애 중에서 가장 심각한 문제를 발생시켜서 연구의 중심점이 되고 있습니다.

　〈그림 1〉에서는 지금까지 국내에 소개되지 않은 내용을 담고 있습니다. 즉 기저핵과 시상만 다루었던 종전의 방식과는 달리 운동회로가 뇌간, 소뇌, 그리고 척추까지 포함하는 뇌간 척수회로가 조명되고 있습니다.

　문제는 어떤 회로가 어떻게 영향을 미치고 있는지가 밝혀지지 않았다는 것입니다. 그래서 보행동결이 어려운 숙제로 남아 있습니다.

　또한 행위자를 이동시키는 운동에 대하여도 척추 패턴 발생기가 중심이고 시작점이지만 추진력과 협응력 같은 복잡한 운동에 대한 설명을 하고 있습니다.

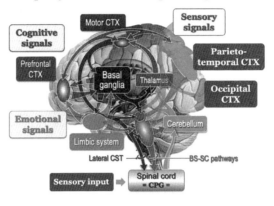

Multiple systems network in posture-gait control

〈그림 2〉

- Brainstem : 뇌간
- Cerebellum : 소뇌
- CPG(Cental Pattern Generator)
- PPN(pedunculopontine nucleus) : 운동을 제어하는 뇌간 영역인 중뇌 운동 영역
- MLR(Midbrain Locomotor Region : 중뇌 운동 영역
- Basal Ganglia : 기저핵
- Thalamus : 시상
- BS-SC path : 뇌간-척추 회로)
- Lateral CST : 대뇌 겉질에서 시작하여 척수로 내려가는 신경 섬유 다발

이와 같이 수술 치료가 보행을 악화시키는 결과를 가져오자 연구자들은 해결책을 찾아 나섰습니다.

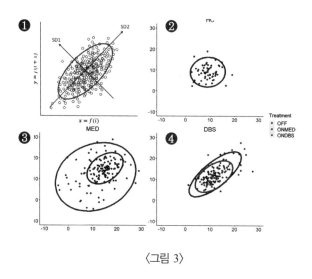

〈그림 3〉

〈그림 3〉에서 〈❸의 큰 원〉은 도파민 치료 관련된 결과이며 〈❶ 그리고 ❹의 작은 원〉은 수술치료의 결과입니다. 그림에서 알 수 있듯이 전자는 약물치료가 보행의 변화에 영향을 주지 못함을 나타내고 있고, 후자는 수술치료가 보행에 영향을 미치고 있음을 나타냅니다.

그중에서 가장 안정된 방법은 뇌간회로를 자극하는 PPN 요법입니다. PPN요법은 가장 안정적이고 권장할 방법이기는 하지만, 현재 상황에서는 현실적인 비용부담으로 인하여 시술 상 어려움이 있습니다. 가격의 합리화와 뇌간을 포함한 해부학적인 연구가 좀 더 활발하게 이루어진다면 합리적인 선택이 될 것입니다.

치료제 개발

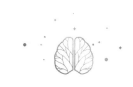

해외 동향

미개척 분야인 파킨슨병 치료제 개발을 위한 글로벌 제약사들의 움직임이 활발한 가운데 국내 업체들도 기술이전 및 임상시험에 속도를 내며 시장 선점을 노리고 있다.

파킨슨병은 치매 다음으로 흔한 퇴행성 뇌 질환이지만, 원인 규명이 확실히 되지 않은 탓에 아직 치료제가 없으며 증상완화제만 있다. 제대로 된 치료제가 없는 상황에서 개발만 된다면 노다지를 꿈꿀 수도 있는 현실로, 글로벌 기업들도 수조 원을 투자해가며 파킨슨병 후보물질을 구입하고 있다. 한국투자증권에 따르면 파킨슨병 치료제의 글로벌 시장 규모는 오는 2026년까지 88억 달러(약 10조6,000억 원)에 달할 것으로 전망된다.

현재 파킨슨병은 다양한 가설하에 신약 개발이 이뤄지고 있다. 파킨슨병의 원인이 명확하게 밝혀지지 않아서 여러 가지 가설을 기반으로 임상을 진행 중인 가운데 대표적 파이프라인에는 당뇨치료제로 쓰이고 있는 GLP-1(글루카곤 유사 펩타이드-1) 동반체 기반 약물과 알파-시뉴클레인(Alpha-synuclein) 억제 기반 신약 후보 물질이 있다.

GLP-1 동반체 기반 약물로 임상을 진행하는 곳은 펩트론, 아스트라제네카, 디엔디파마텍 등이 있다. 현재 당뇨치료제로 쓰이고 있는 GLP-1 유사체는 기존 약물을 활용하는 약물 재창출 방식으로 신약으로 개발 중이다.

알파-시뉴클레인 억제 기반 후보물질을 개발 중인 회사는 로슈, 사노피, 노바티스, 바이오젠, 카이노스메드 등이다. 파킨슨병의 발병 원인을 이상단백질인 알파-시뉴클레인의 축적으로 보고 이것을 억제하는 방식이다. 현재로는 가장 현실적인 가설로 받아들여지고 있다.

국내 업체 중에는 에이비엘바이오가 지난 1월 전임상 단계의 후보물질인 'ABL301'을 사노피에 1.3조 원(계약금 900억 원)에 기술이전을 하면서 주목을 받았다.

ABL301은 회사가 직접 개발한 이중항체 플랫폼 기술을 활용한 신약 물질이다. 중추신경계 약물은 보통 치료 항체가 뇌혈관장벽(BBB)으로 인해 뇌 안으로 거의 전달되지 않아 개발에 어려움이 있다.

반면 ABL301은 치료항체를 뇌 안으로 효율적으로 전달하는 분자 셔틀 항체와의 이중항체 형태를 통해 침투율을 높였다. 또한 정상 작용을 하는 알파시뉴클레인 단일체에 결합하지 않고 응집체 형태에 주로 결합한다.

이 같은 기술을 높이 평가한 사노피가 거액의 계약금을 주고 에이비엘바이오와 계약을 맺었으나, ABL301은 아직 전임상 단계로 상업화까지 많은 단계가 남았다.

현재 글로벌 주요 파킨슨병 치료제 후보물질 중 임상 3상에 접어든 것은 없으며 임상 2상이 가장 앞선 단계이다. 노바티스와 UCB의 'UCB0599', 로슈와 프로테나의 'RO7046015'가 임상 2상 단계이다.

국내 업체인 카이노스메드의 'KM-819'도 지난해 11월 미국 FDA로부터 임상 2상 IND를 승인받고 내달부터 2상을 시작할 예정이다. 다만 'KM-819'는 경쟁사들과는 타깃하는 물질이 다르다. 앞선 후보물질들이 알파-시뉴클레인을 타깃으로 하는 것과 달리 'KM-819'는 FAF1 단백질을 표적으로 삼아 세포의 사멸 속도를 늦추고 알파-시뉴클레인의 축적까지 막는 효과를 노린다.

이번에 진행되는 'KM-819'의 임상 2상은 288명의 환자를 대상으로 해 전 세계에서 진행된 파킨슨병 임상 중에는 가장 규모가 크다. 작년에 실패했으나 큰 기대를 받았던 사노피의 벤글루스타트(venglustat) 임상 2상이 273명 규모였다.

국내 파킨슨병 환자는 지난해 기준으로 11만 명을 넘어섰으며, 인구 고령화에 따라 환자 수는 매년 늘어나고 있다. 치매 질환처럼 병을 근원적으로 치료할 수 있는 약이 없어 파킨슨병의 증상 개선이나 병의 악화 속도를 늦춰주는 정도가 최선이다.

중주신경계 질환 특성상 치료제 개발이 어렵기는 하지만, 다수의 국내사들이 파킨슨병 정복을 목표로 개발에 뛰어들었다.

국내 동향

11일 관련 업계에 따르면, 파킨슨병치료제 임상을 진행하거나 준비 중인 업체는 10곳 정도인 것으로 나타났다. 대표적인 업체로 디앤디파마텍, 펩트론, 카이노스메드, 메디헬프라인, 에이비엘바이오, 동아ST, 엡바이오, 차바이오텍, 압타머사이언스 등이 있다.

이들 업체가 개발하고 있는 약의 기전 등에서는 차이가 있으나, 시중에 판매되는 약보다 진일보한 치료제를 개발하겠다는 공통된 목표를 가지고 있다.

디앤디파마텍은 글로벌 임상 2상 단계에 있는 'NLY01'을 보유하고 있다. 이 회사는 세계 최초로 GLP-1(글루카곤 유사 펩타이드-1) 수용체 작용제의 신경염증 억제 기전을 밝혀내 치료제 개발에 활용하고 있다. 2상 결과는 내년에 발표될 것으로 예측된다.

카이노스메드는 알파-시뉴클레인 억제 기반의 파킨슨병치료제 'KM-819'를 개발 중입니다. 지난해 11월 미국 FDA로부터 임상 2상을 승인받아 조만간 임상 개시가 예정돼 있다.

메디헬프라인이 개발한 천연물 기반 파킨슨병치료제 'WIN-1001X

정'은 국내 임상 3상에 돌입할 예정이다. 이 제품은 오토파지 활성 유도와 신경세포사멸 억제 기전의 파킨슨병치료제이다. 회사 측은 글로벌 진출을 위해 올해 미국 FDA에 임상 2상을 신청한다는 계획이다.

동아ST는 천연물 추출물을 기반으로 한 파킨슨병치료제 'DA-9805'에 대한 미국 임상 2a상을 완료했다. 이 약은 미토콘드리아 기능 이상 등 다양한 병리기전을 타깃으로 하고 있다.

에이비엘바이오는 파킨슨병 치료 이중항체 후보물질 'ABL301'를 개발하고 있다. 아직 임상 1상에도 진입하지 못했으나, 사노피에 기술 수출을 했을 정도로 상업성은 높게 평가받고 있다. 주력 기술은 뇌혈관장벽(Blood Brain Barrier, BBB) 침투를 극대화시키는 IGF1R 타깃 BBB 셔틀 플랫폼이다.

펩트론이 개발 중인 파킨슨병 치료제 PT320이 파킨슨병 환자의 발병양상을 반영하도록 고안된 진행성 동물 모델에서 치료 효과를 확인하였다. '발병양상의 반영'이란 지금까지 급속으로 파킨슨병에 걸리도록 하여 치료를 확인하는 방법 대신에 파킨슨 환자 입장에서 '발병하고 서서히 진행하는 모델'을 선정하여 치료하는 방식이며, 이 점에서 효과가 있을 것으로 기대하고 있다.

이번에 펩트론이 진행한 연구는 미국 국립보건원(NIH)과 메이요클리닉 병원, 대만 국방의료원과 함께 도파민 신경세포의 미토콘드리아 기능을 손상시킨 MitoPark 형질전환동물 모델을 사용해 파킨슨병의 진행을 유도하는 방식을 이용했다. 즉 순수한 국산 모델은 아니지만 공동연구에 주도적으로 참여했다는 것에 큰 의미가 있다고 본다.

또한 치료제인 PT320을 투여한 후 행동 패턴, 뇌 조직의 PET scan(양전자방출단층촬영) 및 도파민 분비 회복 능력 등 다양한 매개변수로 분석이 이뤄졌다.

이후 뇌척수액의 함량 분석을 통해 PT320의 BBB 통과를 직접 확인해 기존의 증상완화제인 레보도파의 부작용을 차단하는 효과가 있었다는 게 연구진의 설명이다.

한편, 펩트론은 현재 파킨슨병 치료제 PT320의 임상2상을 서울대학교병원, 서울아산병원, 삼성서울병원 등 다섯 곳과 진행하고 있으며, 100명의 임상환자 모집을 완료하고 모든 환자를 대상으로 약물 투여를 시작한 상태이다. 임상의 핵심 목표는 이상운동이 얼마나 억제되는가이다.

현재 임상 중 아직까지 심각한 부작용은 보이지 않았으며 임상시험은 올해 말까지 모든 임상환자들에 대한 48주간의 투여가 완료되고 질병 진행을 억제하는 '질병변경효과(disease-modifying effect)'를 확인하기 위한 12주간의 휴약기를 거친 후 2022년 4월 내로 종료될 예정이다.

파킨슨 치료제로 수많은 모델이 제시되고 임상 중이나 시장에서 사라졌다. 이번 모델은 《Frontiers in Neuroscience》 2020년 8월에 실렸다. 뇌과학분야 논문들 중에서 39위를 달리는 저널이지만 우리 환자입장에서 꼭 필요한 약이니 성공하기를 기대해본다.

옙바이오는 병을 근본적으로 치료할 수 있는 파킨슨병치료제 'YPD-01'을 개발하고 있다. 사람을 대상으로 한 임상 시작은 올해 하반기가 목표이다.

차바이오텍은 도파민성 신경전구세포를 보충해 주는 줄기세포치료제 기반의 파킨슨병치료제 'CBT-NPC'를 개발 중이다. 아직 연구는 비임상 단계에 있다.

압타머사이언스는 자체 개발한 뇌혈관장벽 투과 기술을 활용한 파킨슨병치료제 'AST-301'을 개발하고 있다. 선도물질 발굴 단계에 있어 임상 단계에 진입하기까지는 상당 시일이 걸릴 전망이다.

그동안 파킨슨병치료제를 비롯한 다양한 중추신경계 질환을 타깃으로 한 약은 후기 임상 단계에서도 업체들 상당수가 고배를 마신 바 있다. 다수의 국내사들이 자체 개발한 기술을 앞세워 임상에 돌입하고 있는 만큼 어느 업체가 상업화의 관문을 넘어 첫 번째로 결실을 볼지 관심이 주목된다.

환우들에게 그동안 희망고문을 안겨주었던 약물이다. 환우들의 막연한 기대감과 제조사들의 무분별한 시노가 빚은 걸귀는 비참한 실패를 안겨주었다. 두뇌가 얼마나 복잡하고 난해한 곳인지에 대한 인식 없이 웃통만 걷어붙이는 오기로는 결코 달성하기가 힘듦을 알아야 한다.

또한 완전한 해결책보다는 부분적인 해결책도 시도해 봄 직하다.

대표적인 방법이 바로 마차를 탄 파킨슨 환자에게 그 증세의 완화가 나타나는 것에 착안하여 만든 장치 같은 설비가 오히려 복잡한 과정을 거치는 것보다 실용적 대안으로 떠오르고 있다.

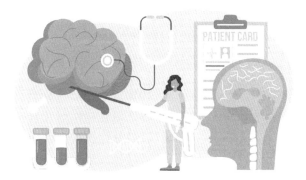

역분화줄기세포로 파킨슨병 치료했다

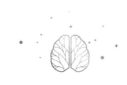

늑대소년이 되어버린 파킨슨 치료제

그중에 저도 포함되어 있었던 것 같아서 여러 환우분들에게 죄송하다는 말씀을 드립니다. 그래서 일부 환우분들이 언론의 내용을 비판 없이 그대로 옮기는 바람에 이제는 늑대소년이 되어 버린 파킨슨병 치료제….

그동안 언론의 과장과 왜곡보도에 대한 허구성을 지적한 바 있습니다. 저의 글 〈왜 완치제 출시가 늦어지고 있는가〉를 참고하세요.

그러면 다음 기사는 또 다른 늑대소년의 전주곡일까요, 아니면 진짜일까요?

재미 한인 과학자가 환자 본인의 체세포를 이용해 맞춤형 줄기세포를 만든 뒤 뇌에 이식해 퇴행성 뇌질환의 일종인 파킨슨병을 치료하는 데 성공했다. 아직 환자 한 명을 대상으로 한 치료 결과지만, 그동안 근본적인 치료가 어렵다고 여겨졌던 퇴행성 뇌질환 치료에 한 걸음 다가서는 계기가 됐다는 평이 나온다.

KAIST는 김광수 미국 하버드대 의대 교수(KAIST 해외초빙 석좌교수·위 사진)가 파킨슨병을 앓고 있는 환자의 피부세포를 줄기세포로 되돌린 뒤 이를 다시 신경세포로 변형시켜 뇌에 이식하는 방법으로 파킨슨병의 주요한 원인인 뇌 속 신경전달물질(도파민) 부족 현상을 치료하는 데 성공했다고 2일 밝혔다.

파킨슨병은 신경세포가 사멸하면서 이들이 분비하는 신경전달물질인 도파민이 줄어들어 근육의 움직임과 행동에 문제가 생기는 병이다. 근육이 떨리고 신체가 경직되며 언어나 보행장애가 발생한다. 전 세계에 최대 1,000만 명의 환자가 있는 것으로 추정된다. 국내 환자는 11만 명이다. 근본적인 치료를 위해서는 도파민 분비 신경세포를 재생시키는 방법이 필요하지만, 손상된 신경세포는 스스로 재생될 수 없어 줄기세포를 통해 신경세포를 만들어 이식하는 방법이 대안으로 꼽힌다.

김 교수는 일본 교토대가 처음 개발한 줄기세포 제작 기술인 역분화줄기세포(유도만능줄기세포) 기술을 이용해 미국 거주 파킨슨병 환자 한 명의 피부세포를 도파민 분비 신경세포로 전환시켰다. 그 뒤 미국식품의약국(FDA)의 승인을 거쳐 이 세포를 환자 본인의 뇌에 2017~2018년 두 차례 이식했고, 2년 뒤인 지난 5월 환자가 수영과 자전거를 탈 정도로 회복시키는 데 성공했다. 환자의 뇌를 양전자방출단층촬영(PET)으로 확인한 결과 도파민 분비도 잘 이뤄졌고, 도파민 약제 복용량도 줄일 수 있었다. 연구 결과는 미국 의학학술지 '뉴잉글랜드저널오브메디신' 지난달 14일자에 발표됐다.

이번 사례는 역분화줄기세포를 이용해 뇌질환 환자를 치료하는 데 성공한 세계 최초의 사례. 2017년 황반변성증 환자를 역분화줄기세포를 이용해 치료한 사례가 있지만, 증세가 호전되지 않아 절반의 성공에 그쳤다.

김 교수팀은 약 20년의 연구 끝에 이번 치료에 성공했다. 김 교수팀은 바이러스의 도움 없이 역분화줄기세포를 만들고 이를 파킨슨병 동물에 적용하는 기술을 2009~2011년 세계 최초로 개발했다. 이후 2017년에는 도파민 신경 분화 메커니즘을 밝히고, 임상적용이 가능한 새로운 역분화 기술을 개발했다. 올해는 이렇게 만든 도파민 신경세포를 파킨슨 동물에 이식해 안전성을 확인하는 연구를 최근까지 진행해 왔다.

김 교수는 "안전성과 효능성을 입증하기 위해 더 많은 환자를 대상으로 한 임상시험이 필요하다"며 "현재 FDA의 승인 절차를 밟고 있다"고 밝혔다. 연구팀은 10여 년 내에 이 치료법을 파킨슨병의 보편적 치료법으로 확립한다는 목표로 후속 연구를 진행할 계획이다.

김 교수는 서울대 미생물학과를 졸업하고 KAIST 대학원 생명과학 박사학위를 받은 뒤 미국 매사추세츠공대(MIT) 박사후연구원을 거쳐 1998년부터 하버드대 의대 교수로 재직하며 줄기세포를 연구해 왔다. 2020년부터 KAIST 생명과학과 석좌초빙교수로도 근무하고 있다.

〈日, iPS세포 치료 활발…이식수술 받은 파킨슨병 환자들 '이상無'〉

일본 교토(京都)대학 연구팀의 유도만능줄기세포(iPS세포)를 이용한 파킨슨병 환자 대상 임상시험 수술이 현재까지 순조롭게 진행되고 있다고 5일 NHK가 전했다.

이 연구은 파킨슨병 환자의 뇌에 유도만능줄기세포를 이용해 만든 신경세포를 이식하는 임상시험 수술을 세계 최초로 진행한 바 있다. 현재까지 총 3명의 환자가 대상이 됐으며 경과는 순조로운 것으로 알려졌다.

파킨슨병은 도파민이라고 불리는 신경 전달물질을 만드는 뇌 신경세포가 사라지면서 손발이 떨리거나 몸이 움직여지지 않게 되는 난치병이다.

수술을 진행한 연구팀은 교토대학 의학부 부속 병원의 다카하시 료스케(高橋良輔) 교수와 교토대 iPS연구소 다카하시 준(高橋淳) 교수가 이끄는 연구팀이다. 이들 연구팀은 파킨슨병 환자를 대상으로 유도만능줄기세포를 이용한 임상시험을 추진해 2018년 10월에 세계 최초로 이식수술을 진행했다.

수술을 받은 환자는 50대 남성으로 연구팀은 그의 뇌에 유도만능줄기세포로 만든 신경세포 약 240만 개를 이식했다. 이후 해당 환자에게서 문제가 발견되지 않자, 연구팀은 지난 한 해 다른 2명의 파킨슨병 환자에게 같은 내용의 이식수술을 진행했다고 밝혔다.

연구팀에 따르면 지금까지 3명의 환자 모두 이식한 세포가 암으로 변하는 등의 부작용은 발견되지 않았으며 경과도 순조롭다. 연구팀은 향후 보험 적용이 가능한 일반적 치료법으로 국가의 승인을 받는 것을 목표로 하고 있다.

다카하시 료스케 교수는 "계획에 따라 순조롭게 진행하고 있다"며 "앞으로도 주의 깊게 신중히 유효성과 안전성을 지켜보겠다"고 말했다.

일본에선 유도만능줄기세포를 활용한 질병 치료 연구가 활발하게 이뤄지고 있다. 지난 27일엔 사와 요시키(澤芳樹) 오사카(大阪)대 의대 교수가 이끄는 연구팀이 유도만능줄기세포를 이용해 만든 심장근육 세포를 중증 심부전 환자에게 이식하는 수술에 세계 최초로 성공했다.
30일에는 고베(神戸)아이센터병원과 이화학연구소가 참여하는 연구팀이 오사카대 전문위원회에 제출한 '망맥색소변형증' 환자에 대한 임상연구 수술 계획이 잠정적으로 승인을 받았다. 해당 수술은 망막색소변형증 환자에게 유도만능줄기세포로 만든 망막을 이식하는 수술이다.

이상이 신문에 소개된 내용입니다

《안녕 파킨슨》 309페이지에 소개된 교토대학의 역분화줄기세포가 어제 신문에 별로 하자 없이 잘 진행되어 가고 있다는 소식입니다. 교토대학의 줄기세포를 이용한 파킨슨병 치료는 일본이라는 다소 서먹한 나라에서 개발되어서 아쉬운 마음이 드는 것도 사실입니다. 하지만, 결국 우리나라를 개망신시킨 국가지원금을 독차지하고 물을 흐려놓은 황우석 교수가 아닌 좀 더 정직하고 연구에 전념하는 과학자가 있었더라면 아마도 지금쯤은 우리나라가 이 결과의 주도적인 역할을 할 것인데 하는 안타까움이 진하게 남습니다.

제가 보는 일본과 한국의 차이는 경쟁이 치열한 반도체나 기타 산업 분야에서는 우리가 앞서지만, 연구나 연구 인프라 연구 자세들은 한창 아직도 일본을 따라가야 할 것으로 알고 있습니다. 그리고 노벨상 수상자가 일본은 수두룩한 데 비하여 우리나라는 아직도 나오지 않는 것도 별로 이상할 것 없습니다. 멀리 내다보기보다는 단기간에 뭘 이루려는 조급주의가 산업계는 통할지 몰라도 연구 분야는 근본이 개선되지 않는 한 노벨상 후보 내지 수상자가 한국에서 당분간은 어렵습니다.

오늘 소개되고 있는 줄기세포 연구를 A병원 L교수는 사기라고 주장하고 있으니 우리가 어디에 희망을 걸어야 할까요?

물론 양치기 소년처럼 우린 미디어로부터 완치제 소식을 너무 많이 들어서 주치의가 사기라고 할 때 우린 그냥 지친 상태로 동의할 수밖에 없는 슬픈 사실에 희망을 접습니다.

물론 그동안 줄기세포는 거품과 거품이 합해져서 우리나라에서 제일 먼저 시술되곤 하였습니다. 알앤바이오 라정찬과 기타 분당 차병원 등등 이런 곳에서 세계 최초라는 수식을 얻기 위하여 시술하였으나 실패에 가까운 결과를 과장되게 홍보해 왔습니다. 그러니 실제로 2003년 세계 최초로 시술하고도 2006년 호주팀에게 면류관을 넘겨줄 수밖에 없었지요

2006년에 시행한 호주팀 역시 후속타를 이어가지 못한 이유도 회사 주도의 상업성이 안전성과 연구적인 깊이를 능가하였기 때문에 오직 교토대학의 줄기세포만이 살아남아서 계속 진행되어 그 열매를 맛볼

수 있는 날이 오기를 학수고대하고 있습니다. 그러나 Covid 19 영향으로 예상보다 늦어지고 있습니다.

교토대학 역분화줄기세포를 리드하시 분은 노벨 수상자 다카하시 교수님으로 지난달 연세대학교 의과대학에서 있었던 학술포럼의 주강사로 오셨습니다. 저는 환우를 대표하는 심정으로 다카하시 교수에게 다음과 같은 질문을 던졌습니다. "당신네 나라에서 성공한 유인원(원숭이)은 급성으로 파킨슨병을 걸리게 한 급조된 원숭이고 우리 환우들은 퇴행성 파킨슨병이라서 차이가 있는데 이 부분은 어떻게 해결하였는지?"를 물었습니다. 그러자 다카하시 교수 역시 그 부분의 차이는 현재 불가피하게 인정할 수밖에 없는 현상이라고 하시며 좀 더 서서히 진행되는 방법을 찾고 있다고 했습니다.

이것이 일본 교토대학의 연구와 우리나라 대학의 연구의 차이인 것을 새삼 느끼게 되었고 자신들의 연구 결과를 정직하게 드러내놓고 검증받는 일본과 황우석 일당의 잔재가 남아 있는 우리나라의 연구 차이를 그날 뼈저리게 경험하였습니다.

그리고 왜 우리나라는 G-Force-PD에 가입되어 있지 않는가를 묻고 싶었지만 의과대학 교수들의 제재로 그 기회를 가지지 못했습니다. G-Force-PD란 파킨슨 줄기세포 연구 컨소시엄으로 주로 일본 미국 유럽연구소들이 회원으로 가입되어 줄기세포를 이용한 파킨슨병 환자에 대한 임상이 있을 때마다 문제점을 제기하여 보다 안정적이고 의미있는 최고급 두뇌가 모인 그룹입니다. 만약 우리나라가 여기만 가입되어있다면 우리 환우들의 보다 안정성과 신뢰성이 확보된 임상시험에 참여할 수 있기 때문입니다. 우리나라도 연세대 김동욱 교수를 중심으로 2022년도에 연구를 다시 시작한다고 합니다만, 단독으로 시작한다니 아쉽기만 합니다. 그러나 저력의 대한민국 연구팀에게 응원의 박수를 보냅니다.

파킨슨과 나

−도파민이 부족해도 행복합니다−

초판 1쇄	2022년 09월 26일
지은이	김동일
발행인	김재홍
교정·교열	전재진
마케팅	이연실
디자인	박효은
발행처	도서출판지식공감
등록번호	제2019-000164호
주소	서울특별시 영등포구 경인로82길 3-4 센터플러스 1117호{문래동1가}
전화	02-3141-2700
팩스	02-322-3089
홈페이지	www.bookdaum.com
이메일	bookon@daum.net
가격	15,000원
ISBN	979-11-5622-517-1 03510